Ihab Hamed Nourein Hamed

Diagnóstico laboratorial da tuberculose nos gânglios linfáticos

Ihab Hamed Nourein Hamed

Diagnóstico laboratorial da tuberculose nos gânglios linfáticos

Tuberculose dos gânglios linfáticos

ScienciaScripts

Cover image: www.ingimage.com

This book is a translation from the original published under ISBN 978-3-659-86779-8.

Publisher:
Sciencia Scripts
is a trademark of
Dodo Books Indian Ocean Ltd. and OmniScriptum S.R.L publishing group

120 High Road, East Finchley, London, N2 9ED, United Kingdom
Str. Armeneasca 28/1, office 1, Chisinau MD-2012, Republic of Moldova, Europe
Managing Directors: Ieva Konstantinova, Victoria Ursu
info@omniscriptum.com

Printed at: see last page
ISBN: 978-620-8-39659-6

DEDICAÇÃO

À minha mãe e à alma do meu pai

Para a minha querida mulher, a minha amada, o miúdo Hamed,

Às minhas irmãs e irmãos

"A todos eles dedico este trabalho"

AGRADECIMENTOS

Gostaria de agradecer a todos os meus colegas, pois sem os seus esforços sinceros, esta investigação nunca teria sido realizada.

Dr. HussainGadelkarim Ahmed, com as suas qualidades distintivas na orientação dos meus passos ao longo das diferentes fases da minha investigação. Evidentemente, os esforços inestimáveis ***do Dr. Hassan Elsiddig Hassan*** deram sabor à investigação com a sua estrutura científica.

Um esforço acumulado de uma variedade de instituições e organismos médicos tornou possível a realização dos objectivos e planos de investigação estabelecidos, para mencionar apenas alguns, e, à medida que ia saindo do seu berço, a contribuição construtiva da Administração de Laboratórios do Ministério Federal da Saúde do Sudão.

A minha gratidão e apreço vão para os meus colegas, ***Sr. El Basher Abdol Malik*** e ***Sra. MaysaBadawi***, pelo seu precioso tempo e esforços exercidos para me ajudarem na secção dos tecidos.

Por último, mas não menos importante, a assistência graciosa da ***Dr.ª Sara Abulgasim*** na execução de todas as técnicas de PCR e os seus conselhos contínuos na maior parte do tempo foram muito inspiradores e de apoio.

Gostaria de expressar o meu grande reconhecimento e apreço pelo ***Dr. AbuobiedahBallaAbusharib*** e pelo ***Dr. Abdulrahaman Mohammed Abdulrahaman,*** que me apoiaram e ajudaram muito na reavaliação de diferentes secções histológicas do nosso estudo, que sem a sua grande experiência e conhecimentos nunca teriam visto a luz. Espero não esquecer nenhum, gostaria de agradecer a todos os colégios de apoio, médicos, cientistas e tecnólogos, que me ajudaram a realizar este trabalho.

RESUMO

Antecedentes: *A tuberculose* continua a ser um importante problema de saúde a nível mundial. Os gânglios linfáticos representam o local mais comum de *tuberculose* extra-pulmonar. Foram utilizadas várias técnicas para o diagnóstico da *tuberculose* extrapulmonar (EPTB), incluindo a coloração convencional com hematoxilina e eosina, a coloração de Ziehl-Neelsen (ZN), a imuno-histoquímica (IHC) e a reação em cadeia da polimerase (PCR). Cada uma destas técnicas tem vantagens e limitações.

Objetivo: Avaliar a utilidade diagnóstica da PCR, da IHC e da coloração ZN na deteção de *Mycobacterium tuberculosis* em cortes histológicos.

Materiais e métodos: Trata-se de um estudo descritivo, analítico e transversal realizado no Estado de Cartum durante o período de julho de 2012 a julho de 2015. Neste estudo, foram utilizadas 161 biópsias de tecido de gânglios linfáticos. Estas 161 amostras foram reinvestigadas por H e E. O anti 38KD monoclonal específico foi utilizado para detetar *mycobacterium tuberculosis* (MTB) na secção histológica por IHC, e a sequência IS6110 foi utilizada para detetar MTB por PCR. O ensaio de PCR IS6110 foi efectuado em comparação com a coloração H&E, ZN e IHC.

Resultados: Neste estudo, 161 gânglios linfáticos aumentados foram diagnosticados como tendo *linfonodetuberculose* por histopatologia. A idade mínima da população estudada foi de 4 anos e a máxima de 85 anos, com uma idade média de 51 anos. A população do estudo foi dividida em dois grupos: pediátrico 42 (26%) e adulto 119 (74%). O rácio entre homens e mulheres foi de 0,89:1,11. Posteriormente, a população do estudo foi subdividida noutros grupos, desde >8 anos até 51+. A grande maioria das amostras foi obtida de gânglios linfáticos cervicais, representando 100 (62%), seguidos de gânglios linfáticos axilares, representando 17 (11%). Os outros locais incluem o mediastino, o mesentérico, o inguinal e o submandibular, constituindo 10 (6%), 7 (4%), 7 (4%) e 4 (3%), respetivamente. As populações em estudo foram ainda divididas em dois grupos, de acordo com a presença de evidências histopatológicas *de tuberculose* forte e fraca. Assim, dos 161 casos, 118 (73,3%) foram classificados como tendo evidências fortes e os restantes 43 (26,7) foram detectados com evidências fracas.

Neste estudo, dos 161 gânglios linfáticos estudados, apenas 4 (2,5%) foram positivos com ZN e 157 (97,5%) foram negativos. Estes 4 (2,5%) casos positivos para ZN foram previamente considerados como evidência forte, enquanto os restantes 114 casos de evidência forte foram negativos para a coloração de ZN. Estatisticamente, não houve associação significativa entre as evidências histopatológicas da TB e a coloração de ZN, *valor de P=0,221.*

A IHC monoclonal anti 38-KD foi positiva em 129 (80%) dos casos, os restantes 32 (20%) foram negativos com IHC. De todos os 129 casos positivos de IHC, 100 (62%) foram identificados como casos com fortes evidências e os restantes 29 (18%) estavam num nível fraco. Estatisticamente, a coloração IHC está significativamente associada às evidências histopatológicas da TB - *valor de P = 0,015.*

Neste estudo, dos 161 gânglios linfáticos estudados, 135 (84%) foram positivos para a PCR IS1160 e os restantes foram negativos. Dos 135 (84%) casos positivos para a PCR, 106 casos foram previamente considerados como evidência forte e 29 foram considerados evidência fraca. Dos restantes 26 (16%) casos negativos para a PCR, apenas 12 espécimes apresentavam fortes indícios de TB e 14 eram indícios fracos. Estatisticamente, a PCR está significativamente associada a indícios histopatológicos de TB, *P-value=0,001.* Por outro lado, a PCR foi utilizada como padrão de ouro para comparar as outras variáveis, pelo que a sensibilidade e a especificidade do diagnóstico histopatológico e da coloração de ZN foram de 78,5%, 46,1% e 3,0%, 100%, respetivamente. Em contrapartida, a sensibilidade e a especificidade da IHC anti 38KD foram de 95,5% e 100%, respetivamente.

Conclusões: A IHC com anti 38KD monoclonal e a PCR com oligonucleótidos IS6110 são métodos rápidos, sensíveis e específicos para estabelecer o diagnóstico da *tuberculose* em amostras histológicas. A imunohistoquímica tem a vantagem, em relação à PCR, de ser robusta, mais rápida e mais barata, podendo ser utilizada em países de elevada endemicidade.

ÍNDICE DE CONTEÚDOS

Lista de abreviaturas

Abbreviations	Title
AC	Adsorption column
ADIS	Acquired Immunodeficiency Syndrome
AFB	Acid fast bacilli
BAL	Bronchial Aspiration Lavage
BB	Bronchial Brushings
BCG	Bacilli Calmette–Guérin
BW	Bronchial Washings
CD	Cell Diffrentiation
CT	Computerized tomography
DAB	Diaminobenzidine
DNA	Deoxy ribo nucleic acid
DPX	Distrene, Plasticiser, Xylene
EB	Elution buffer
EPTB	Extrapulmonary *tuberculosis*
ESAT-6	Early-secreted antigenic target-6
FFPE	Formalin- fixed, paraffin- embedded
FISH	Fluorescence in situ hybridization
FNAC	Fine needle aspiration cytology
H and E	Hematoxylin and Eosin
HIV	Human Immunodeficiency Virus
HRP	Horse reddish peroxidase
IGRAs	Interferon-gamma release assays
IHC	Immunohistochemistry
IL	Interlukin
ISH	In situ hybridization
KD	Kilo Dalton

LJ	Lowenstein–Jensen
LN	Lymph node
LNTB	Lymph node *tuberculosis*
MRI	Magnetic resonance imaging
MTB	Mycobacterium *tuberculosis*
MTC	Mycobacterium *tuberculosis* complex
NAA	Nucleic acid amplification
NK	Natural Killer
NTM	Non-tuberculous mycobacteria
PBS	Phosphate buffer Saline
PBS	Post bronchoscopy sputum collection
PCR	Polymerase chain reaction
PPD	Purified Protein Derivative
PTB	Pulmonary *tuberculosis*
RNA	Ribo nucleic acid
RPM	Round per minute
SI	Sputum Induction
SPSS	Statistical Package for Social Sciences
TB	*Tuberculosis*
TBB	Transbronchial biopsy
TBE	Tris/Borate/EDTA
TBL	Tuberculous lymphadenitis
TNFα	Tumor Necrosis Factor α
TST	Tuberculin skin test
UV	Ultraviolet
WHO	World Health Organization
ZN	Ziehl-Neelsen

CAPÍTULO UM

1. Introdução

A tuberculose (TB) é uma doença causada pelo *Mycobacterium Tuberculosis* (MTB). A TB continua a ser um grande problema de saúde global; é a segunda principal causa de morte por doença infecciosa em todo o mundo (Rodriguez e Castaneda 2012). Em 2013, estima-se que 9,0 milhões de pessoas desenvolveram TB e 1,5 milhões morreram da doença (1,1 milhões entre pessoas VIH-negativas e 0,4 milhões entre pessoas VIH-positivas). Embora a maioria dos casos e mortes por TB ocorra entre os homens, o peso da doença entre as mulheres também é elevado. Em 2013, estimava-se que houvesse 3,3 milhões de casos e 510 000 mortes por TB entre as mulheres, bem como uma estimativa de 550 000 casos e 80 000 mortes entre as crianças (OMS, Global tuberculosis report, 2014).

O maior número de novos casos de TB ocorreu nas regiões do Sudeste Asiático e do Pacífico Ocidental, representando 56% dos novos casos a nível mundial. No entanto, a África registou a maior proporção de novos casos por população, com 280 casos por 100 000 habitantes (OMS, Tuberculosis factsheet, 2014). A situação no Sudão é ainda mais grave. Em 2013, o país registou uma incidência, prevalência e mortalidade de 192, 115 e 28 casos (por 100 000 habitantes), respetivamente (OMS, Tuberculosis country profiles, 2014).

A via primária comum da infeção por TB é o pulmão e designa-se por tuberculose pulmonar (TPB), a partir da qual o organismo pode propagar-se a muitos locais secundários, incluindo nódulos linfáticos (LN), ossos, articulações e causar tuberculose extra pulmonar (EPTB) (Jensen, *et al.* 2005). No entanto, no Sudão, aproximadamente 74% da TB é pulmonar e o resto é extra-pulmonar, mas estes dados podem variar de país para país (Tajeldin e Abdel Aziem, 2012).

Os principais sintomas da infeção por TB são tosse produtiva crónica com febre, perda de peso, perda de energia, falta de apetite e suores noturnos (Robert e Serafino,

2013).

O diagnóstico da PTB baseia-se no exame clínico, na radiologia (geralmente raios X do tórax), na prova cutânea da tuberculina, em análises ao sangue, bem como no exame microscópico e na cultura microbiológica da expetoração e dos fluidos corporais (Hopewell, *et al.* 2006). Para a EPTB, o método mais adequado é a utilização de biópsia, que deve ser submetida à coloração de Ziehl-Neelsen (ZN) e à histopatologia. Infelizmente, ambos os métodos têm várias limitações (Bayazit, *et al.* 2004). No entanto, a disponibilidade de um diagnóstico rápido, sensível, específico e fiável é um elemento essencial na gestão da EPTB.

Recentemente, têm vindo a ser desenvolvidas muitas ferramentas de diagnóstico complementares para o diagnóstico da EPTB (Park, *et al.* 2003). Os oligonucleótidos IS6110 do MTB são um alvo atrativo para a amplificação da reação em cadeia da polimerase (PCR), tendo sido testados na TB intestinal e na doença de Crohn (Jin, *et al.* 2010). A proteína de 38 kilo Dalton (KD) é um dos antigénios mais importantes do MTB, responsável pela ligação dos hidratos de carbono à proteína (Morten e Harald, 1992). Esta proteína foi recentemente utilizada para produzir anticorpos monoclonais anti-38-KD para ensaios imunohistoquímicos (IHC).

1.1. Justificação

O método mais frequente utilizado para o diagnóstico de EPTB é a histopatologia convencional com aplicação de hematoxilina e eosina H e E, em que o diagnóstico consequente se baseia em evidências histopatológicas. No entanto, estas evidências podem ser omitidas noutras condições. Por isso, geralmente são confirmadas pela coloração de ZN, que tem uma sensibilidade muito baixa, o que torna necessária a utilização de métodos alternativos mais específicos. Por conseguinte, o presente estudo tentou avaliar a utilidade diagnóstica da PCR, da IHC e da coloração de ZN na deteção de MTB em secções histológicas.

1.2. Objectivos da investigação

Objetivo geral:

Avaliar a utilidade diagnóstica da PCR, da IHC e da coloração ZN na deteção de MTB em secções histológicas.

Objectivos específicos:

Avaliar a utilidade diagnóstica da IHC na deteção de MTB em secções histológicas utilizando o anticorpo anti 38-KD com a aplicação da PCR como padrão de ouro.

CAPÍTULO DOIS

2. Revisão da literatura

2.1. Tuberculose

A tuberculose é uma doença causada por *Mycobacterium Tuberculosis* Species, que pertence ao Reino *Bacteria,* Filo *Actinobacteria,* Classe *Actinobacteria,* Subclasse *Actinobacteridae,* Ordem *Actinomycetales*, Subordem *Corynebacterineae* Família *Mycobacteriaceae,* Género *Mycobacterium* (Daniel, 2006).

O género *Mycobacterium* é constituído por bastonetes não móveis e não esporulados. Estão agrupados na classe supra-genérica dos *actinomicetos* que, invulgarmente, têm um elevado teor (61-71 %) de guanina mais citosina no ácido desoxirribonucleico (ADN) genómico e um elevado teor de lípidos na parede, provavelmente o mais elevado de todas as bactérias. Estes lípidos peculiares podem atuar como reservas de carbono e energia, estando também envolvidos na estrutura e função das membranas e organelos membranosos dentro da célula (Niederweis, 2003). O revestimento ceroso confere as caraterísticas distintivas do género MTB: solidez ácida, hidrofobicidade e resistência a lesões. É provável que também contribua para a taxa de crescimento lento do MTB, restringindo a absorção de nutrientes (Mostowy, *et al.* 2005). A maior parte do género *Mycobacterium* vive e replica-se livremente no sistema ambiental natural. Apenas alguns deles se tornaram agentes patogénicos bem sucedidos de vertebrados superiores. As espécies de MTB que não se podem replicar no ambiente são *Mycobacterium leprae, Mycobacterium lepraemurium, Mycobacterium avium* subespécie, *Paratuberculosis,* e os membros do complexo *Mycobacterium tuberculosis* (Niemann, *et al.* 2004).

O complexo *M. tuberculosis* é genericamente designado por bacilo da tuberculose, *M. tuberculosis,* e as variantes ou subtipos regionais *M. africanum* e *M. canettii* são principalmente patogénicos para os seres humanos, enquanto *M. bovis* e *M. microti* são os agentes causadores da TB em animais e podem ser transmitidos aos seres humanos. Algumas estirpes específicas como *M. caprae* e *M. pinnipedi* isoladas de cabras e focas são identificadas como subespécies *de M. bovis* (Sola, *et al.* 2003; Mostowy, *et al.* 2005). No entanto, a estreita afiliação entre os membros do complexo é confirmada pela elevada semelhança do ADN genómico (Niemann, *et al.* 2004).

Em esfregaços corados com carbol fuchsine ou auramina e examinados ao microscópio de luz, os bacilos da tuberculose aparecem tipicamente como bastonetes rectos ou ligeiramente curvos. O tamanho e a forma dos bacilos podem variar de bacilos curtos a bastonetes longos, de acordo com as condições de crescimento e a idade da cultura (Soolingen, *et al.* 1997). As dimensões dos bacilos variam de 1-10 pm de comprimento (geralmente 3-5 pm) e 0,2-0,6 pm de largura. No entanto, o MTB raramente é pleomórfico, não se alonga em filamentos e não se ramifica em cadeias (Chauhan, *et al.* 2006).

Os bacilos intracelulares são descritos como sendo significativamente alongados em comparação com os bacilos cultivados em caldo e, notavelmente, apresentam estruturas semelhantes a botões (Chauhan, *et al.* 2006). Nos tecidos, os bacilos são mais numerosos no interior das células fagocíticas e tornam-se mais esparsos e de coloração irregular quando a doença é controlada, o que se deve à perda parcial do conteúdo interno (Garton, *et al.* 2002, Cimino, *et al.* 2006). Com a microscopia eletrónica, podem ser identificados alguns grânulos densos internos dos bacilos. Estes grânulos actuam como armazém de energia na célula e local de reacções de oxidação-redução (Brennan e Draper 1994).

2.1.1. Caraterísticas das MTB e propriedades ambientais

Estrutura celular: A estrutura celular mais importante dos bacilos é o invólucro celular (Draper e Daffe, 2005; Kremer e Besra, 2005). O invólucro é composto por uma membrana citoplasmática, uma parede celular e uma cápsula externa. A membrana citoplasmática é atingida por lipopolissacáridos e contém proteínas que actuam como sensores que medem a concentração de moléculas no ambiente, bem como transportadores de nutrientes e iões (Mahapatra, *et al.* 2005). A parede celular é constituída por uma camada interna de peptidoglicano e uma camada externa que consiste em lípidos livres. A parede celular é responsável pela propriedade de formação da forma e pela integridade estrutural da bactéria (Soolingen, *et al.* 1997). Existem também certas proteínas chamadas porinas que formam canais hidrofílicos que permitem a passagem passiva de solutos aquosos através da camada de ácido micólico (Smith, 2003; Riley, 2006).

2.1.1.1. Solidez aos ácidos

A expressão "solidez aos ácidos" descreve a resistência de certos microrganismos à descoloração com soluções ácido-álcool após coloração com corantes de arilmetano, como a fucsina de carbol. Esta propriedade depende do papel dos lípidos da parede celular na retenção dos corantes. Esta caraterística é da maior importância prática na identificação do MTB, particularmente em amostras patológicas (Indrigo, *et al.* 2002). De facto, existe um paralelismo entre o grau crescente de solidez ácida apresentado pelos MTB e o comprimento crescente das cadeias de ácido micólico nas suas paredes. Esta correspondência sugere que a ligação química do corante a estas moléculas pode ser um fator determinante para a solidez ácida, sendo que esta solidez ácida em solução aquosa se mantém durante muito tempo, mesmo após aquecimento. No entanto, a propriedade de solidez ácida dos MTB é obliterada por trauma celular ou autólise e infeção por micobacteriófagos específicos ou tratamento com antibióticos que visam a síntese da parede celular, como a isoniazida (Mohamad, *et al.* 2004).

2.1.1.2. Formação do cordão umbilical

As caraterísticas de formação de cordões do MTB têm sido atribuídas à trealose 6, 6'-dimicolato. Este composto, também conhecido como fator cordão, gera interação hidrofóbica e agrega-se em estruturas alongadas semelhantes a cordões, sendo responsável por todas as actividades biológicas relacionadas com a patogenicidade, toxicidade e proteção contra a resposta do hospedeiro ((Behling, *et al.* 1993; Indrigo , *et al.* 2002).

Em geral, as MTB virulentas frescas produzem colónias de textura rugosa em meios sólidos, véus gomosos expandidos em meios líquidos e serpentinas em esfregaços microscópicos. Em contraste, *as micobactérias* não virulentas desenvolvem normalmente colónias lisas em meio sólido, formam tapetes discretos em meio líquido e distribuem-se aleatoriamente em agregados soltos quando manchados. O reconhecimento destas formações de colónias permite uma distinção fiável entre MTB e outras micobactérias em amostras cultivadas e mesmo em esfregaços de expetoração (Palomino, *et al.* 2007).

2.1.1.3. Barreiras de permeabilidade

Os ácidos micólicos fortemente compactados conferem ao bacilo uma proteção eficaz e uma impermeabilidade excecional. Para além da cápsula, existe uma camada ainda mais espessa de hidratos de carbono e proteínas no exterior da camada lipídica que impede a difusão de moléculas grandes, como as enzimas, e protege a própria camada lipídica. (Niederweis, 2003; Mailaender, *et al.* 2004).

2.1.1.4. Requisitos nutricionais e ambientais para o crescimento

O MTB é prototrófico e heterotrófico (Neyrolles, *et al.* 2006), pode crescer em soluções salinas utilizando glicerol como fonte de carbono, iões de amónio e asparagina como fontes de azoto. O MTB também é capaz de metabolizar o glicerol em piruvato (Wayne e Sramed 1994). No entanto, os oligoelementos encontrados pelo microrganismo na água, os iões inorgânicos, as pequenas moléculas, as macromoléculas e o ferro sob a forma de sais férricos insolúveis têm um papel estrutural ou funcional na célula. Também as exoquelinas e as micobactinas são os principais compostos sideróforos hidrofóbicos localizados na parede celular para introduzir o ferro no citoplasma. Uma deficiência destes elementos reduz frequentemente a virulência dos agentes patogénicos bacterianos (Voss, *et al.* 2000).

Na natureza, o MTB cresce com maior sucesso em tecidos com elevada tensão de oxigénio, como os pulmões. O dióxido de carbono é essencial para o crescimento do MTB e pode ser retirado da atmosfera. As gamas de temperatura e de concentração de iões de hidrogénio, nas quais o bacilo é capaz de se multiplicar, são relativamente estreitas (Voss, *et al.* 2000).

2.1.1.5. Resistência a desafios físicos e químicos

O MTB sobrevive, até certo ponto, no microambiente ácido ou alcalino devido à sua interação com o mecanismo de defesa do hospedeiro, bem como com o conteúdo ácido do estômago (Palomino, *et al.* 2007). O microrganismo também resiste a temperaturas muito baixas. A sua viabilidade pode ser cada vez mais preservada durante um longo período entre 2-4°C e -70°C. Quando ultracongelados, a viabilidade dos bacilos permanece quase intacta, bem como as propriedades taxonómicas, serológicas, imunológicas e patogénicas. Após a descongelação, podem necessitar de uma readaptação para recuperar a sua atividade metabólica total (Kim, 1979). Por outro lado, os bacilos são muito sensíveis ao calor, à luz solar e à irradiação ultravioleta (UV) (Huber, *et al.* 1970; Collins, 1971). Além disso, os bacilos podem tolerar uma baixa tensão de oxigénio, como demonstrado em meios de cultura líquidos não perturbados, onde o sedimento microaerofílico autogerado contém bacilos que não se dividem, mas são viáveis. Os bacilos podem sobreviver durante muitos anos nestas condições, mas necessitam de uma concentração mínima de oxigénio para induzir a mudança para um metabolismo fermentativo (Wayne e Sramed, 1994). No entanto, a estrutura apertada da parede celular do bacilo da tuberculose é, sem dúvida, o escudo que preserva a posição e a função da maquinaria metabólica e de replicação do MTB (Palomino, *et al.* 2007).

2.1.2. Epidemiologia da tuberculose

Estima-se que mais de dois mil milhões de pessoas (cerca de um terço da população mundial) estejam infectadas com *M. tuberculosis* (Lonnroth e Raviglione, 2008). A incidência global da tuberculose atingiu o seu pico por volta de 2003 e parece estar a diminuir lentamente (OMS, Global Tuberculosis Report, 2013).

Em 2013, o fardo global da TB no mundo foi estimado em 9,0 milhões de casos incidentes de TB (intervalo, 8,3 milhões-9,0 milhões), para taxas que variam entre 123,7-133,9 casos por 100.000 habitantes. No entanto, a incidência pode ser muito diferente entre as Regiões da OMS no Mundo, sendo mais elevada em África, onde essas estimativas podem atingir 274,8 (250,9 - 298,7) casos por 100.000 habitantes,

Tabela 2.1. O número absoluto de casos incidentes tem vindo a diminuir lentamente, desde o início da década de 2000. Em 2013, a maioria dos casos estimados ocorreu nas regiões da OMS do Sudeste Asiático e do Pacífico Ocidental, que representaram coletivamente (58%) dos casos mundiais de TB, seguidas da região africana (27%), tendo ocorrido proporções menores de casos na região do Mediterrâneo Oriental (8%), na região europeia e na região das Américas (4%) e (3%) dos casos mundiais de TB, respetivamente. Em 2013, o maior número de casos incidentes por país registou-se na Índia (intervalo de incerteza 2,0 milhões-2,4 milhões), correspondendo a 26% dos casos mundiais, na China (0,9 milhões-1,1 milhões), na África do Sul (0,4 milhões-0,6 milhões), na Nigéria (0,34 milhões-0,88 milhões) e no Paquistão (0,37 milhões-0,65 milhões). Dos 9,0 milhões de casos incidentes, estima-se que 0,55 milhões eram crianças, 3,3 milhões (2,7-3,6 milhões) ocorreram em mulheres e 1,0 milhão (0,9 milhão-1,3 milhão) em pessoas infectadas pelo VIH (OMS, Relatório Global sobre a Tuberculose 2014).

A taxa de incidência varia muito de país para país. As taxas mais baixas encontram-se predominantemente em países com rendimentos elevados, incluindo a maioria dos países da Europa Ocidental, Canadá, Estados Unidos da América, Austrália e Nova Zelândia. Nestes países, a taxa de incidência é inferior a 10 casos por 100 000 habitantes (Philippe, *et al.* 2015). As taxas mais elevadas encontram-se nos países com elevada incidência, que têm uma taxa de incidência de 150 a 300 casos por 100 000 habitantes. No entanto, os países com elevada carga com uma taxa marcadamente mais baixa em 2013 foram o Brasil, a China e a Federação Russa, enquanto as taxas foram superiores a 500 casos por 100.000 habitantes em Moçambique, África do Sul e Zimbabué (OMS, Global *Tuberculosis* Report, 2014).

No Sudão, as taxas de incidência absolutas têm vindo a diminuir desde 2010. Em 2010, 2011, 2012 e 2013, o país registou taxas de incidência de 110, 131,119 e 108 casos por 100 000 habitantes, respetivamente (OMS, *Tuberculosis* country profile, 2014).

Relativamente à prevalência da TB, que para alguns países ainda é difícil de estimar e, em muitos casos, nem sequer é notificada e/ou analisada. De acordo com a OMS, em 2013 a prevalência global foi estimada em 11 milhões (intervalo, 11,0-14,0 milhões) de casos prevalentes de TB, para taxas que variam entre 160,1 e 203,8 casos por 100 000 habitantes a nível mundial. No entanto, a prevalência pode ser muito diferente entre as Regiões da OMS no Mundo, sendo mais elevada em África, onde essas estimativas podem atingir 334,5 (274,8 - 394,3) casos por 100.000 habitantes, **Tabela 2.1.** A Região das Américas reduziu para metade o nível de prevalência da TB de 1990 por volta de 2005, muito antes do ano-alvo de 2015, e a melhor estimativa sugere que a Região do Pacífico Ocidental atingiu o objetivo de redução de 50% em 2012. Atingir o objetivo de redução de 50% até 2015 parece viável na região do Sudeste Asiático (OMS, Global *Tuberculosis* Report, 2014). Em 2013, a taxa de prevalência no Sudão tinha diminuído desde 2012. Em 2012 e 2013, o país tinha uma taxa de prevalência de 207 (por 100 000 habitantes) e 192 (por 100 000 habitantes), respetivamente (OMS, *Tuberculosis* country profile, 2013; OMS, *Tuberculosis* country profile, 2014).

Relativamente às mortes, as estimativas da OMS indicam que cerca de 1,5 milhões (1,1-1,6 milhões) de mortes por TB ocorreram em 2013. De 1,5 milhões, cerca de 940.000 entre pessoas seronegativas e as restantes entre pessoas seropositivas. Estas mortes incluíram 410.000 entre as mulheres e 74.000 entre as crianças seronegativas. Cerca de 75% do total de mortes por TB ocorreram nas regiões de África e do Sudeste Asiático (incluindo e excluindo as mortes por TB entre pessoas seropositivas). A Índia e a África do Sul foram responsáveis por cerca de um terço das mortes globais por TB (Philippe, *et al.* 2015).

O número global de mortes por TB por 100.000 habitantes varia entre 13,4 e 17,5 por 100.1000 habitantes **Tabela 2.1.** Em 2013 e 17,6 quando se incluem as mortes por TB entre pessoas seropositivas. Existe uma variação considerável entre os países, que vai de menos de duas mortes por TB por 100.000 habitantes na maioria dos países da Europa Ocidental, Canadá, Estados Unidos da América, Austrália e Nova Zelândia a mais de 40 mortes por 100.000 habitantes em grande parte da região africana, bem como em três países com elevada carga na Ásia (Bangladesh, Camboja e Myanmar) (OMS, relatório global sobre a tuberculose, 2013).

Tabela 2.1. Estimativa da carga epidemiológica da incidência, prevalência e mortalidade da TB de acordo com as diferentes regiões distribuídas pela OMS em 2013

WHO regions	**Incidence rates (cases/ 100,000pop)**	**Prevalence rates (cases/ 100,000pop)**	**Mortality rates (deaths/ 100,000pop)**
WHO African Region	250.9 - 298.7	274.8 - 394.3	26.3- 33.5
WHO Region of the Americas	26.8 - 30.0	27.9 - 43.9	1.8 - 2.5
WHO Eastern Mediterranean Region	97.2 - 122.3	112.3 - 251.4	12.4 - 20.1
WHO European Region	43.5 - 50.2	245.4 - 312.3	5.4 - 8.4
WHO South-East Asia Region	177.0 - 204.7	23.8 - 39.8	20.5 - 35.4
WHO Western Pacific Region	83.4 - 100.1	205.7 - 361.4	6.7 - 8.3
Global burden	**123.7 - 133.9**	**160.1 - 203.8**	**13.4 - 17.5**

(Adaptado do relatório global da OMS sobre a tuberculose de 2014)

2.1.3. Transmissão do Mycobacterium Tuberculosis

A tuberculose é transmitida de pessoa para pessoa através do ar por núcleos de gotículas, partículas que contêm o complexo *M. tuberculosis*. Os núcleos de gotículas são produzidos quando as pessoas com tuberculose pulmonar ou laríngea tossem, espirram, falam ou cantam (Riley, 1993). Estes núcleos de gotículas são suficientemente pequenos para atingir os alvéolos dos pulmões, onde os organismos se replicam (Horsburgh, 1996). No entanto, quatro factores determinam a probabilidade de transmissão do MTB, que incluem o número de organismos expelidos para o ar, a concentração de organismos no ar, que é determinada pelo volume do espaço e pela sua ventilação, o período de tempo que uma pessoa exposta respira o ar contaminado e, presumivelmente, o estado imunitário do indivíduo exposto (Riley, 1993; Wright, *et al.* 2009). Além disso, os procedimentos que podem resultar na disseminação de núcleos de gotículas incluem a intubação endotraqueal, a broncoscopia, a indução de expetoração, os tratamentos com aerossóis, a irrigação de um abcesso tuberculoso e a autópsia (Jong, *et al.* 2010). Por outro lado, a tuberculose extrapulmonar isolada não é contagiosa, embora esses doentes necessitem de uma avaliação cuidadosa para detetar TB pulmonar ou laríngea (Lonnroth e Raviglione, 2008).

2.1.3. Condições que aumentam a infeção por TB

Em geral, uma proporção relativamente pequena de pessoas infectadas com *M. tuberculosis* desenvolverá a doença da TB (OMS, Global tuberculosis control, 2011). No entanto, há muitos factores de risco associados à pobreza que aumentam a probabilidade de infeção por TB. Estes factores incluem as condições de vida sobrelotadas, a subnutrição e a exposição à poluição do ar interior causada por fogos de cozinha. Além disso, a suscetibilidade à TB pode ser afetada por factores como o tabaco, o tabagismo e a silicose, a exposição ao fumo das fogueiras e o excesso de álcool, bem como a infeção pelo VIH (Selwyn, *et al.* 1989; Vynnycky e Fine, 2000). Além disso, tanto a idade como o sexo têm efeitos biológicos e sociais, que são difíceis de distinguir. O risco de desenvolver tuberculose primária é menor nas crianças do que nos adultos (Vynnycky e Fine, 1997), mas as crianças têm maior probabilidade de desenvolver formas graves da doença noutros órgãos que não os pulmões (por exemplo, meningite tuberculosa). As mulheres jovens (1544 anos) podem ter mais probabilidades do que os homens de desenvolver TB ativa após a infeção (Radhakrishna, *et al.* 2003).

A pandemia de VIH teve um impacto devastador no controlo da TB, e a TB surgiu como uma das principais causas de morbilidade e mortalidade associadas ao VIH em todo o mundo (Parrish, *et al.* 1998; Condos, *et al.* 1998; Frieden, *et al.* 2003). O risco de TB aumenta após a infeção pelo VIH em resultado de uma diminuição da função imunitária inata. Esta deficiência pode potencialmente aumentar a suscetibilidade do hospedeiro à infeção por TB após a exposição (Corbett e Raviglione, 2005). No entanto, a maioria dos indivíduos não infectados pelo VIH com infeção latente pelo MTB não desenvolvem a doença da TB, uma vez que a sua função imunitária celular é adequada para a manter (Migliori, *et al.* 2007). Em contrapartida, os doentes infectados pelo VIH com infeção latente por MTB têm um risco elevado de reativação, com cerca de 10% desses indivíduos a desenvolverem TB ativa (Corbett e Raviglione, 2005).

2.1.4. Tuberculose: resposta imunitária e patogénese

A infeção começa com a penetração de algumas micobactérias nas profundezas dos alvéolos pulmonares. As MTB são absorvidas pelos macrófagos alveolares nos alvéolos e começam a viver como um parasita intracelular (Rohde, *et al.* 2007). Os processos de patogénese começam após a formação de um fagossoma e de um vacúolo citoplasmático envelopado que encapsula a bactéria fagocitada. Os MTB sobrevivem e até se reproduzem no interior do fagossoma através do bloqueio da maturação do fagossoma. Este processo impede a acidificação do seu próprio ambiente interno abaixo de pH 6,4, bem como a fusão com lisossomas ácidos a pH 4,8 (Deretic, *et al.* 2006). Este processo é mediado pelos lípidos da parede celular do MTB e por algumas glicoproteínas segregadas (Russell, 2001; Makinoshima e Glickman, 2005). Os macrófagos são activados através de processos imunitários induzidos pelo interferão y (IFN-y) produzido pelas células T. Além disso, os macrófagos tornam-se capazes de reduzir o efeito do MTB na maturação dos fagossomas e ajustar o pH interno para o valor bactericida de 5,2 (Fratti, *et al.* 1998).

As micobactérias produzem diversos lípidos, lipoproteínas e glicolípidos envolvidos nestas reacções precoces de reconhecimento e ativação (Stewart, *et al.* 2003). Estas induzem a produção de interlucinas (IL) IL-10, IL-12 e IFN-y ativador. A interação destes elementos do sistema imunitário inicia a atração de outras células do sistema imunitário para o local da infeção e a formação de granulomas tuberculosos, que é o elemento-chave da patogénese da TB (Geijtenbeek, *et al.* 2003).

2.1.4.1. Formação de granulomas

As vias da imunidade inata começam nos macrófagos infectados imediatamente após a formação do fagossoma (Russell, 2007). Uma das substâncias que são produzidas no início deste processo é o fator de necrose tumoral a (TNFa), que é o principal fator de ativação dos macrófagos durante a inflamação. Outras moléculas de sinalização precoce são as quimiocinas CCL2 e CXCL10 e as citocinas IL-1- a, IL-1 e IL-18. Também esta fase é marcada pelo início do processo inflamatório, sendo os neutrófilos as primeiras células envolvidas neste processo (Segal, 2005; Eruslanov, *et al.* 2005; Nathan, 2006). Em resposta à produção de citocinas e quimiocinas pelas células infectadas, os fagócitos mononucleares iniciam a sua migração para a infeção primária. Estes fagócitos diferenciam-se em macrófagos tecidulares e depois capturam as micobactérias reproduzidas libertadas após a degradação dos macrófagos alveolares inicialmente infectados, para formar o núcleo do granuloma tuberculoso em desenvolvimento. No centro de um granuloma tuberculoso, os fagócitos mononucleares comuns são acompanhados por numerosos macrófagos espumosos, células multinucleadas gigantes. A função respiratória perde-se progressivamente à medida que o tecido alveolar poroso é substituído por infiltrados e tecido fibroso granulomatoso (Hunter, *et al.* 2006; Lay, *et al.* 2007).

2.1.5.2. Maturação do granuloma e resposta imunitária

As células que formam a infeção inicial produzem ainda TNF-a e aumentam a expressão dos genes para os ligandos de quimiocinas dos receptores CXCR3 (CXCL9, CXCL10 e CXCL11) (Fuller, *et al.* 2003). Estes factores induzem a mobilização de linfócitos da corrente sanguínea para o foco. As células T assassinas naturais são mobilizadas em primeiro lugar e são seguidas por todas as outras populações de células CD4+, CD8+ e B. Estas células localizam-se fora do núcleo macrofágico do granuloma, as células T interagem com os macrófagos vivos e executam a resposta imune adaptativa aos antigénios micobacterianos, enquanto a zona central do foco é gradualmente necrosada. A formação da zona necrótica central e das camadas exteriores de linfócitos imunologicamente activos coroa a maturação do granuloma (North e Jung, 2004; Fortin, *et al.* 2007).

2.1.5. Manifestação clínica da tuberculose

As manifestações clínicas da tuberculose dependem de uma série de factores: idade, estado imunitário, doenças coexistentes, estado de imunização, virulência do organismo infetante, interação hospedeiro-micróbio e órgão envolvido pela TB (Robert e Serafino, 2013).

2.1.5.1. Manifestações clínicas PTB

A tosse é a forma mais comum de apresentação, que inicialmente pode ser improdutiva, mas à medida que a inflamação e a necrose dos tecidos se instalam, há produção de expetoração. A hemoptise é ocasionalmente um sintoma de apresentação, mas geralmente resulta de doença anterior e pode não indicar TB ativa. A inflamação do parênquima pulmonar adjacente a uma superfície pleural pode causar dor pleurítica. Também pode ocorrer dispneia em caso de doença extensa e pode resultar em insuficiência respiratória (Grzybowski, *et al.* 1971).

2.I.6.2. Manifestações clínicas EPTB

As caraterísticas de apresentação da EPTB são geralmente inespecíficas e caracterizadas pelos seguintes efeitos sistémicos, que incluem febre, perda de peso, suores noturnos, anorexia e fraqueza. Os achados físicos incluem hepatomegalia, achados pulmonares, linfadenopatia e esplenomegalia (Robert e Serafino, 2013).

2.1.6.2.1. Tuberculose pleural

Existem dois mecanismos pelos quais o espaço pleural é afetado pela TB. Numa fase inicial, alguns organismos podem aceder ao espaço pleural e, na presença de imunidade mediada por células, causar uma resposta de hipersensibilidade. O segundo envolvimento resulta do derrame de um grande número de organismos para o espaço pleural, normalmente devido à rutura de uma cavidade ou de um foco parenquimatoso adjacente através de uma fístula broncopleural. A manifestação clínica destes envolvimentos é uma doença aguda com febre e dor pleurítica. Se a efusão for grande, pode ocorrer dispneia (Robert e Serafino, 2013).

2.1.6.2.2. Tuberculose dos gânglios linfáticos

A linfadenite tuberculosa apresenta-se normalmente como uma tumefação indolor de um ou mais gânglios linfáticos. Os gânglios mais frequentemente envolvidos são os da cadeia cervical posterior ou anterior ou os da fossa supraclavicular. Com a continuação da doença, os gânglios podem ficar emaranhados e a pele sobrejacente inflamada. A rutura do nódulo pode resultar na formação de um trato sinusal, cuja cicatrização é lenta. A adenopatia intratorácica pode comprimir os brônquios, causando atelectasia que conduz a uma infeção pulmonar e, eventualmente, bronquiectasia, sendo particularmente comum nas crianças (Kent, 1967).

2.1.6.2.3. Tuberculose genitourinária

Este tipo de TB tende a apresentar sintomas locais, sendo os sintomas sistémicos menos comuns. São comuns a disúria, a hematúria e a frequência de micção. No entanto, é frequente a destruição renal avançada aquando do diagnóstico. Nas mulheres, o envolvimento genital é mais comum sem tuberculose renal e pode apresentar-se com dor pélvica, irregularidades menstruais e infertilidade (Christensen, 1974). Nos homens, uma massa escrotal indolor ou apenas ligeiramente dolorosa é provavelmente o sintoma de apresentação mais comum do envolvimento genital. Também podem ocorrer sintomas de prostatite, orquite ou epididimite (Simon, *et al.* 1977).

2.1.6.2.4. Tuberculose esquelética

O sintoma de apresentação habitual é a dor. O inchaço da articulação envolvida pode ser notado com limitação de movimento. Os sintomas sistémicos de infeção também não são comuns (Robert e Serafino, 2013). A região epifisária dos ossos é altamente vascularizada em bebés e crianças pequenas, pelo que o envolvimento ósseo é muito mais comum nestes grupos. O atraso no diagnóstico pode ser catastrófico na tuberculose vertebral, onde a compressão da medula espinhal pode causar sequelas neurológicas graves e irreversíveis (Gutman, 1993).

2.1.6.2.5. Tuberculose do sistema nervoso central

A meningite pode resultar da sementeira e proliferação meníngeas diretas durante a infeção por TB. As consequências da contaminação do espaço subaracnoide são a meningite difusa ou a arterite localizada. Na meningite tuberculosa, o processo localiza-se principalmente na base do cérebro (Gutman, 1993). Os sintomas incluem os relacionados com o envolvimento dos nervos cranianos, bem como cefaleias, diminuição do nível de consciência e rigidez do pescoço. Na maioria das séries, mais de 50% dos doentes com meningite apresentam anomalias na radiografia do tórax, consistentes com um processo tuberculoso antigo ou atual e, frequentemente, com TB miliar (Robert e Serafino, 2013).

2.1.6.2.6. Tuberculose abdominal

A TB pode envolver qualquer órgão intra-abdominal e o peritoneu, bem como pode ocorrer em qualquer local, desde a boca até ao ânus. Por conseguinte, as manifestações clínicas dependem das áreas de envolvimento. Os locais mais comuns de envolvimento são o íleo terminal e o ceco. No íleo terminal ou no ceco, as manifestações mais comuns são a dor, que pode ser erradamente diagnosticada como apendicite ou obstrução intestinal. As lesões rectais apresentam-se normalmente como fissuras anais, fístulas ou abcessos perirectos. A peritonite tuberculosa apresenta-se frequentemente com dor, muitas vezes acompanhada de inchaço abdominal (Bhansali, 1977). Também são comuns sintomas sistémicos inespecíficos como febre, perda de peso e anorexia. A combinação de febre e sensibilidade abdominal numa pessoa com ascite deve sempre levar a uma avaliação da infeção intra-abdominal por TB (Robert e Serafino, 2013).

2.1.6.2.7. Tuberculose pericárdica

Os sintomas, os achados físicos e as anomalias laboratoriais podem ser o resultado do próprio processo infecioso ou da inflamação pericárdica que causa dor, derrame e, eventualmente, efeitos hemodinâmicos. Os sintomas sistémicos produzidos pela infeção são inespecíficos. A febre, a perda de peso e os suores noturnos são comuns (Schepers,

1962). Os sintomas cardiopulmonares tendem a ocorrer mais tarde e incluem tosse, dispneia, ortopneia, inchaço do tornozelo e dor torácica (Robert e Serafino, 2013).

2.2. Linfadenite tuberculosa

A linfadenite tuberculosa é a manifestação mais comum de todos os EPTB (Prasanta e Ashok, 2009). Os gânglios linfáticos mais frequentemente envolvidos foram os cervicais, seguidos dos axilares, inguinais, abdominais e supra claviculares (Majeed e Bukhari, 2011; Hussain, *et al.* 2011).

A incidência de TBL aumentou em paralelo com o aumento da incidência da infeção por MTB em todo o mundo (OMS, Global tuberculosis report, 2013). A TBL é observada em quase (35%) dos casos de EPTB, que constituem cerca de (15 a 20%) de todos os casos de TB (Mohapatra e Janmeja, 2009; Cortez, *et al.* 2011). A epidemiologia da TBL varia entre países desenvolvidos e em desenvolvimento. Nos países desenvolvidos, a maioria dos casos de TBL ocorre entre imigrantes adultos de países endémicos de TB (Geldmacher, *et al.* 2002). Este facto foi ilustrado por séries de casos de TBL em França e na Alemanha, onde cerca de 70% dos casos ocorreram em imigrantes. No estudo alemão, dois terços dos doentes tinham imigrado >3 anos antes do diagnóstico (Geldmacher, *et al.* 2002). Nos Estados Unidos, a taxa de TBL é mais elevada entre os habitantes das ilhas asiáticas do Pacífico e no sexo feminino. Raramente, a TBL também pode ocorrer em viajantes para áreas endémicas (Fontanilla, *et al.* 2011).

Nos países em desenvolvimento onde a TB é endémica, a TBL ocorre em até 60% dos doentes infectados pelo VIH com TB e é frequentemente acompanhada de sinais de envolvimento pulmonar (Lee, *et al.* 2000; Atomiya, *et al.* 2002). Na maioria das séries, a TBL é mais comum entre as mulheres do que entre os homens (rácio composto, 1,4:1) (Chen, *et al.* 1992; Fontanilla, *et al.* 2011).

2.2.1. Patogénese da linfadenite tuberculosa

A linfadenite tuberculosa é uma manifestação local da doença sistémica (Kent, 1967). Pode ocorrer durante a infeção tuberculosa primária ou como resultado da reativação de uma infeção latente. A infeção primária ocorre aquando da exposição inicial aos bacilos da tuberculose. Os núcleos das gotículas inaladas são suficientemente pequenos para passar as defesas mucociliares dos brônquios e alojar-se nos alvéolos terminais. Os bacilos multiplicam-se no pulmão, o que se designa por foco de Ghon. A infeção pode propagar-se do foco primário para os gânglios linfáticos regionais e o organismo pode continuar a propagar-se através do sistema linfático para outros gânglios ou pode passar através dos gânglios para atingir a corrente sanguínea, a partir da qual pode propagar-se a todos os órgãos do corpo (Dandapat, *et al.* 1990). Os gânglios linfáticos hilares, mediastínicos e paratraqueais são o primeiro local de propagação da infeção a partir do parênquima pulmonar (Shriner, *et al.* 1992; Jha, *et al.* 2001).

Após o envolvimento dos gânglios linfáticos, ocorre uma multiplicação progressiva dos MTB, que é acompanhada por uma hiperemia acentuada, inchaço, necrose e caseificação do centro dos gânglios, seguida de inflamação, inchaço progressivo e emaranhamento com outros gânglios. O centro da glândula dilatada torna-se mole e o material caseoso pode romper-se para o tecido circundante ou através da pele com formação de seios (Chao, *et al.* 2002). A manifestação clínica mais comum da TBL é a escrofulodermia, que é a infeção cutânea pelo MTB causada pela extensão direta do MTB para a pele a partir de estruturas subjacentes ou pela exposição por contacto à TB. As manifestações pouco frequentes observadas em doentes com envolvimento dos gânglios linfáticos mediastínicos incluem disfagia (Singh, *et al.* 1996), fístula esófago-mediastínica (Ohtake, *et al.* 1996) e fístula traqueo-esofágica (Im, *et al.* 1990). O envolvimento dos gânglios linfáticos abdominais e mediastínicos superiores pode causar obstrução do ducto torácico e quilotórax, ascite quilosa. Raramente, a obstrução biliar devido ao aumento dos gânglios linfáticos pode resultar em iterícia obstrutiva (Paredes, *et al.* 1990).

Histologicamente, o granuloma tuberculoso consiste num centro necrótico rodeado por histiócitos epitelióides, células gigantes multinucleadas (Langhans) e linfócitos. O centro necrótico é constituído por material eosinofílico amorfo com fragmentos nucleares dispersos. Os histiócitos epitelioides são macrófagos altamente activados que segregam uma variedade de citocinas. No entanto, esta caraterística morfológica do granuloma tuberculoso pode ser observada em muitas condições patológicas diferentes. As colorações mais comuns para identificação de *M. tuberculosis* em secções de tecido são Ziehl-Neelsen, Kinyoun e Fite-Faraco, todas com sensibilidade muito baixa e falta de padronização (Wu, *et al.* 2012). As micobactérias também podem ser detectadas por IHC com um grau de sensibilidade e especificidade mais elevado (Ulrichs, *et al.* 2005; Mustafa, *et al.* 2006). Também os métodos baseados na PCR são altamente específicos (Wilson, 2011; Linasmita, *et al.* 2012).

No entanto, o diagnóstico diferencial da linfadenite granulomatosa é amplo e inclui uma lista diversificada de etiologias, tais como micobactérias não tuberculosas, organismos fúngicos, doenças auto-imunes, sarcoidose, neoplasias malignas regionais (por exemplo, linfoma de Hodgkin clássico, seminoma/disgerminoma) e reacções imunitárias mediadas por medicamentos (Roberto, *et al.* 2013).

2.3. Diagnóstico da tuberculose

A microscopia do esputo e a cultura com subsequente teste de sensibilidade aos medicamentos são atualmente recomendados como métodos padrão para o diagnóstico da tuberculose ativa. A utilização de meios de cultura sólidos é mais económica em países com poucos recursos. Além disso, os testes cutâneos de tuberculina e os ensaios de libertação de interferão-gama não têm qualquer papel no diagnóstico da tuberculose ativa. No entanto, a utilização de técnicas de imagiologia, testes de amplificação de ácidos nucleicos e exame histopatológico de amostras de biopsia complementam estas avaliações (Hopewell, *et al.* 2006).

2.3.1. Radiografia do tórax

A radiografia do tórax está indicada para todas as pessoas que estejam a ser avaliadas em relação à TB ativa. A cavitação, a fibrose e/ou o aumento dos gânglios linfáticos hilares e mediastínicos podem estar presentes na radiografia do doente infetado com TB. Em alguns casos, a radiografia pode apresentar-se como infiltrados lobares ou segmentares, massa pulmonar, lesões fibronodulares dispersas ("miliares"). No entanto, as caraterísticas radiográficas dependem do tipo de infeção. Na TB primária, o processo é geralmente visto como um infiltrado na zona pulmonar média ou inferior, associado a adenopatia hilar (Yeon, *et al.* 2008).

Na tuberculose pós-primária, também conhecida como tuberculose de reativação ou tuberculose secundária, que ocorre anos mais tarde, pode ocorrer cavitação, como resultado da imunidade específica mediada por células (a chamada tuberculose "primária" progressiva) (Collins e Stern, 2007). Os locais mais frequentes de tuberculose secundária são os segmentos apical e posterior do lobo superior direito e o segmento apical-posterior do lobo superior esquerdo. A cicatrização das lesões tuberculosas resulta normalmente no desenvolvimento de uma cicatriz com perda de volume do parênquima pulmonar e, frequentemente, calcificação, que pode aparecer na radiografia (Naidich, *et al.* 2007). A TB antiga e curada apresenta uma aparência radiológica diferente da TB ativa. Podem ser observados nódulos pulmonares densos, com ou sem calcificação visível, na zona hilar. Nódulos mais pequenos, com ou sem cicatrizes fibróticas, são frequentemente observados nos lobos superiores (Collins e Stern, 2007).

No início da infeção pelo VIH, a natureza dos achados radiográficos tende a apresentar os achados radiográficos típicos acima descritos. Com a doença VIH mais avançada, os achados radiográficos tornam-se mais "atípicos": a cavitação é pouco frequente e a zona pulmonar inferior ou os infiltrados difusos e a adenopatia intratorácica são frequentes (Yeon, *et al.* 2008).

2.3.2. Teste tuberculínico cutâneo (TST)

Este teste mede a resposta imunitária do doente aos antigénios do MTB. O TST baseia-se no facto de a infeção com TB produzir uma reação de hipersensibilidade de tipo retardado a determinados componentes antigénicos do organismo, denominados tuberculina (Edwards, 1960).

O método recomendado para o teste tuberculínico é o teste de Mantoux de Mentel, também conhecido como teste de rastreio de Mantoux, teste de sensibilidade à tuberculina, teste de Pirquet ou teste de derivado proteico purificado (PPD). O teste tuberculínico é efectuado através da injeção de 5 unidades de tuberculina PPD na pele do braço. O teste torna-se positivo 2 a 10 semanas após a infeção pelo MTB. Podem ocorrer reacções positivas (endurecimento >10 mm) na infeção por MTB. As reacções negativas (< 4 mm de endurecimento) representam uma falta de sensibilização à tuberculina. No entanto, podem ocorrer reacções falso-negativas em cerca de 20% de todas as pessoas com tuberculose ativa (Mori, *et al.* 2004). A prova tuberculínica pode ser positiva em diferentes condições, como doença metabólica, desnutrição, vacinação com vírus vivo, malignidade, fármacos imunossupressores, recém-nascidos, idosos e aplicação inadequada do teste. A sensibilidade da prova tuberculínica para a deteção de TB ativa varia consideravelmente, de 65% a 94% (Fine, *et al.* 1999). Esta sensibilidade é reduzida em determinadas populações com tuberculose disseminada (Huebner, *et al.* 1993).

2.3.3. Ensaios de libertação de interferão-gama (IGRAs)

Os ensaios de libertação de interferão-gama no soro (IGRAs) são testes in vitro de sangue total ou de células mononucleares, IGRAs baseados no IFN-y que é libertado após a estimulação das células T por proteínas específicas do MTB, como o alvo antigénico de secreção precoce-6 (ESAT-6). O teste mede e quantifica o IFN-y (lU/mL) libertado a partir de sangue colhido em tubos especiais revestidos com o antigénio ESAT-6. O resultado do IGRA é indicado qualitativamente (positivo, negativo, indeterminado ou limítrofe) e quantitativamente (UI/mL). Foi observada a reversão dos resultados do teste IGRA de positivos para negativos, particularmente naqueles com resultados negativos no TST inicial (Fietta, *et al.* 2003; Menzies, *et al.* 2007). No entanto, embora o IGRS tenha a vantagem de ser capaz de diferenciar a infeção *por MTB* das infecções por não MTB, não consegue distinguir a TB ativa da infeção latente. Porque as proteínas ESAT-6 também estão presentes noutras *espécies de Mycobacterium* (Menzies, 2007; Mack, Mazurek, *et al.* 2010).

2.3.4. Diagnóstico baseado na expetoração

Para estabelecer o diagnóstico definitivo de PTB, as amostras respiratórias devem ser enviadas para o laboratório para baciloscopia de bacilos álcool-ácido rápidos (BAAR), cultura e ensaios de amplificação de ácido nucleico (NAA). A técnica utilizada para obter a amostra respiratória influencia fortemente a capacidade de detetar a tuberculose pulmonar. A expetoração é o ponto de partida. Devem ser colhidas três amostras de expetoração em três dias diferentes e coradas para AFB (American Thoracic Society, 1997; Havlir e Barnes, 1999). A sensibilidade da expetoração varia entre 34% e 80%, tendendo a ser mais elevada nos doentes com doença cavitária e mais baixa nos doentes com tosse fraca (Braun, 1993; Dunlap, *et al.* 1995).

No entanto, se se suspeitar que um doente tem PTB, mas a expetoração é negativa ou não consegue produzir expetoração para análise, pode justificar-se a realização de mais testes de diagnóstico (Valway, *et al.* 1998). As opções incluem a indução da expetoração (SI) ou a fibrobroncoscopia flexível (FOB). A SI pode ser efectuada através da inalação de um aerossol de solução salina hipertónica estéril utilizando um nebulizador. Este pode ser utilizado para estimular a produção de expetoração. A técnica FOB inclui a lavagem por aspiração brônquica (BAL), lavagens brônquicas (BW), escovagens brônquicas (BB), biópsia transbrônquica (TBB) e colheita de expetoração pós-broncoscopia (PBS). A técnica proporciona uma visualização máxima da árvore traqueobrônquica, resulta numa taxa de complicações extremamente baixa e não requer anestesia geral (Shinnick e Good, 1995).

2.3.4.1. Colorações para micobactérias

Os MTB podem ser detectados de forma rápida e barata diretamente a partir de amostras respiratórias pré-tratadas e concentradas, fluidos corporais e tecidos, utilizando colorações ácido-resistentes. A coloração de Gram não é fiável para a deteção de MTB, uma vez que os MTB aparecem como "fantasmas" não corados ou como bacilos Gram-positivos em forma de gota. Por conseguinte, as colorações ácido-resistentes, como a coloração de Ziehl-Neelsen ou a coloração fluorescente de auramina-rodamina, são recomendadas para a coloração de MTB (Chegou e Hoek, 2011).

A coloração ácido-rápida forma um complexo entre os ácidos micólicos únicos da parede celular das MTB e o corante. Esta formação de complexo torna as micobactérias resistentes à descoloração por álcoois ácidos, fornecendo a base para a terminologia "ácido-rápido". As bactérias não ácido-rápidas não retêm o corante ácido-rápido na presença do descolorante ácido-álcool e são frequentemente coradas numa fase subsequente por uma contracoloração. As colorações ácido-rápidas comummente utilizadas são a coloração de Ziehl-Neelsen, que carece de sensibilidade e é necessário um grande número de bacilos (104-106/mL) para uma coloração positiva (Chegou e Hoek, 2011). Por conseguinte, a etapa de concentração permite aumentar a sensibilidade em relação à microscopia de esfregaço direto (Steingart e Henry, 2006). Além disso, a coloração também não é específica e o leitor não pode determinar a espécie de MTB presente num esfregaço positivo (Attorri e Dunbar, 2000; Julian e Roldan, 2010).

Os corantes fluorescentes, como a auramina O, são também utilizados isoladamente ou em combinação com a rodamina B. Os corantes fluorescentes apresentam uma elevada propriedade de ligação ao ADN e ao ARN, proporcionando uma maior sensibilidade para o exame de amostras concentradas. Os corantes fluorescentes coram os bacilos, que aparecem como bastonetes longos e delgados (1-10pm de comprimento e 0,2-0,6pm de largura) e são frequentemente ligeiramente curvados ou dobrados (Pfyffer e Palicova, 2011).

2.3.4.2. Cultura

O crescimento de MTB em cultura é considerado o padrão de ouro para a identificação de um caso de tuberculose. A sensibilidade da cultura é excelente, variando entre 80% e 93%, com uma especificidade elevada de 98%, o que é muito melhor do que um esfregaço ácido-resistente. Por conseguinte, para uma cultura positiva, são necessários apenas 10 a 100 organismos viáveis/mL de amostra. Os meios para o crescimento do complexo MTB são os mesmos que os utilizados para outras espécies de

MTB e incluem geralmente um meio sólido e um meio líquido. Os meios sólidos utilizados são à base de ovos, como o meio Lowenstein-Jensen (L-J), ou à base de ágar, como o meio Middle Brooks 7H10. Podem ser adicionados agentes antimicrobianos para ajudar a eliminar os organismos contaminantes que podem ter uma taxa de crescimento mais rápida do que o MTB. Em geral, as colónias de MTB são observadas mais rapidamente em meios à base de ágar (10-12 dias) do que em meios à base de ovos (18-24 dias) (Liu e Gregor, 1973). A utilização do meio Middle brook 7H11 contendo caseína melhora a recuperação de isolados de MTB resistentes aos medicamentos (Cruciani e Scarparo, 2004; Pfyffer e Palicova, 2011).

Contudo, as culturas para o complexo MTB devem ser incubadas a 35-37°C numa atmosfera de 5-10% de CO2 para culturas primárias em meio sólido. Uma vez que o complexo MTB cresce lentamente em cultura, as placas de cultura devem ser examinadas quanto ao crescimento duas vezes por semana (Levidiotou e Vrioni, 2003).

2.3.5. Diagnóstico da linfadenite tuberculosa

O diagnóstico da PTB com baciloscopia positiva foi consideravelmente estabelecido, mas o diagnóstico da PTB com baciloscopia negativa, da co-infeção TB-HIV e da EPTB coloca sérios desafios (Golden e Vikram, 2005). O diagnóstico da EPTB, em particular, é difícil. Tal pode dever-se à natureza das amostras, à falta de volumes adequados de amostras clínicas e à distribuição não uniforme das bactérias nessas amostras, bem como ao facto de a doença se localizar em locais de difícil acesso (Cherian, 2004; Cheng, *et al.* 2005; Galimi, 2011). Por outro lado, o diagnóstico de TBL é um desafio, pois imita muitos processos patológicos (sarcoidose, lepra, infecções fúngicas e por NTM) e produz achados histopatológicos inconsistentes na ausência de AFB (Osores, *et al.* 2006; Derese. *et al.* 2012). No entanto, são utilizados vários métodos para o diagnóstico de TBL, bem como de EPTB, tais como baciloscopia, identificação de culturas, histopatologia, exame radiológico e testes de amplificação de ácidos nucleicos (Katoch, 2004; Lange e Mori, 2010).

2.3.5.1. Radiologia e imagiologia

A radiografia do tórax, a ecografia, a tomografia computorizada (TC) e a ressonância magnética (RM) do pescoço podem ser realizadas em todos os doentes com TBL. A ecografia do pescoço pode demonstrar lesões quísticas multiloculadas que estão rodeadas por uma cápsula espessa (Prasanta e Ashok, 2009).

Na TAC, a presença de uma coleção de massas nodais com luscência central, um bordo irregular espesso de realce pelo contraste e nodularidade interna, um grau variável de aumento homogéneo nos nódulos mais pequenos, bem como manifestações subcutâneas de inflamação, tais como espessamento da pele sobrejacente, congestão dos vasos linfáticos e espessamento dos músculos adjacentes, podem sugerir linfadenite cervical micobacteriana. No entanto, estes achados também podem ser observados noutras doenças como o linfoma e a linfadenopatia metastática (Kim, *et al.* 1993; Nadel, *et al.* 1996).

A RM pode revelar massas discretas, emaranhadas e confluentes. Os focos necróticos, quando presentes, são mais frequentemente periféricos do que centrais, o que, juntamente com o edema dos tecidos moles, pode ser útil para diferenciar a linfadenite cervical micobacteriana dos nódulos metastáticos (Hirunwiwatkul, *et al.* 2002).

2.3.5.2. Citologia aspirativa por agulha fina (FNAC)

A citologia aspirativa por agulha fina é um procedimento menos invasivo e económico do que a biópsia excisional, que tem assumido um papel importante no diagnóstico do TBL (Chakravorty e Tyagi, 2005; Derese, *et al.* 2012). A quantidade de material obtido na PAAF é geralmente tão pequena, que muitas vezes é inadequada para realizar o esfregaço de AFB e o exame de cultura (Kidane, *et al.* 2002; Prasanta e Ashok, 2009). A citologia de AAF também tem dificuldade em diferenciar a TB de outras doenças granulomatosas (Baek, *et al.* 2000). Tem uma sensibilidade e especificidade de 88% e 96%, respetivamente, no diagnóstico de TBL (Chao, *et al.* 2002), mas a combinação de FNA com cultura ou um teste de Mantoux aumenta ainda mais o rendimento do diagnóstico na linfadenite cervical por MTB (Ellison, *et al.* 1999). Vários investigadores efectuaram a PCR a partir dos restos do exame citológico de AAF, mas esta aplicação clínica da PCR juntamente com a citologia de AAF poderia reduzir a necessidade de biópsia aberta, uma vez que o processo de biópsia é invasivo e deixa cicatrizes indesejadas no pescoço, causando problemas estéticos (Baek, *et al.* 2000; Supiyaphun, *et al.* 2010).

A microscopia de esfregaço é amplamente utilizada no diagnóstico de TBL, podendo ser obtida de um seio drenante ou por PAAF. No entanto, em amostras pulmonares, o esfregaço de ZN tem valores de sensibilidade muito baixos e variáveis (0-40%) e não consegue diferenciar entre MTB e não-MTB (Haldar, *et al.* 2011; Derese *et al.* 2012). Além disso, a coloração ZN tem várias limitações e é frequentemente inútil para estabelecer o diagnóstico de TBL numa amostra de AAF. Porque a positividade dos bacilos álcool-ácido resistentes AFB numa amostra de PAAF depende da carga bacilar da amostra e do tipo de material (Hussain, *et al.* 2011). Além disso, diferentes estudos relataram uma ampla gama de positividade de AFB em amostras de PAAF e amostras histológicas, variando de 0% a 75% (Hussain, *et al.* 2011).

A cultura de MTB é um diagnóstico de TBL e tem sensibilidades variáveis (0-80%) em diferentes amostras de tuberculose extrapulmonar (Abbara e Davidson, 2011). No entanto, um resultado negativo da cultura não deve excluir o diagnóstico de TBL, porque a adequação da amostra desempenha um papel importante no resultado. A presença de 10-100 bacilos por milímetro cúbico da amostra é suficiente para um resultado de cultura positivo. Podem ser utilizados diferentes meios de cultura para a cultura da TBL de aspiração fresca, tais como L-J, Middle brook. Mas, infelizmente, são necessárias várias semanas para obter esta cultura e obter o resultado, o que pode prolongar o início do tratamento (Padmavathy, *et al.* 2003; Sharma e Mohan, 2004; Takahashi, *et al.* 2008; Abbara e Davidson, 2011).

2.3.5.3. Histopatologia

O diagnóstico de TBL a partir de amostras de tecido é geralmente efectuado por exame histopatológico, que se baseia em grande medida na evidência morfológica histopatológica (presença de granuloma com ou sem caseação e calcificação), que não é boa, seguida de coloração ácido-rápida para confirmar a presença de bacilos, mas a coloração ZN tem uma sensibilidade muito baixa e é frequentemente menos específica (Liu, *et al.* 2007; Almadi, *et al,* 2009). No entanto, a histologia não distingue entre o granuloma da TBL e outras doenças granulomatosas, como a TBL não tuberculosa, a sarcoidose, a lepra e o lúpus sistémico (Bravo e Gotuzzo, 2007; Chawla, *et al.* 2009).

2.3.5.4. Imunohistoquímica

A imunohistoquímica refere-se ao processo de deteção de antigénios (por exemplo, proteínas) em células de uma secção de tecido. Este processo é realizado com anticorpos que reconhecem a proteína alvo de interesse na secção de tecido. O complexo anticorpo-antigénio pode ser visualizado utilizando um sistema de deteção cromogénico ou um sistema de deteção fluorescente. Desde a sua criação na década de 1940, a IHC tem vindo a desenvolver-se gradualmente, tornando-se um importante instrumento de diagnóstico em patologia celular. A identificação de epítopos celulares específicos ou altamente selectivos, em tecido embebido em cera de parafina processado por rotina com um anticorpo e um sistema de marcação adequado, teve um impacto significativo no diagnóstico histológico (Ramos, 2005).

A IHC envolve uma série de passos uniformes, que normalmente começam com a recuperação do antigénio. Os métodos variam em termos de reagentes e métodos. O processo envolve a utilização de enzimas proteolíticas ou o aquecimento de secções histológicas através de cozedura sob pressão, micro-ondas, em banhos de tampões apropriados. O objetivo normal deste processo é desmascarar os antigénios ocultos pelas ligações cruzadas da formalina (Shi, *et al.* 2000). A primeira etapa definitiva da IHC após a recuperação do antigénio é a aplicação de um anticorpo primário específico, seguida de uma lavagem extensiva para remover quantidades excessivas de anticorpo primário. É então aplicado um anticorpo secundário específico da espécie, que se liga ao anticorpo primário. O anticorpo secundário é normalmente conjugado com biotina, peroxidase de rábano ou qualquer outro marcador. Por fim, é aplicado um reagente de deteção que inclui um cromagénio ou uma molécula marcada com fluorescência para visualizar a localização do anticorpo primário (Ramos, 2005).

Desde 1990, poucos estudos de IHC sugeriram o papel provável da coloração imuno-histoquímica no estabelecimento da etiologia micobacteriana de granulomas caseosos de gânglios linfáticos e amostras de tecido com TB (Orelle, *et al.* 1991; Kutzner, *et al.* 1998). A maioria destes estudos utilizou anticorpos policlonais, o que resultou em reacções falsas positivas devido à reatividade antigénica cruzada com outras bactérias e fungos (Ulrichs, *et al.* 2005). Recentemente, a IHC assumiu uma maior importância no diagnóstico de várias doenças infecciosas, incluindo a TB. O papel da IHC no diagnóstico da TB em biópsias de gânglios linfáticos fixadas em formalina e incluídas em parafina foi referido em vários estudos publicados (Mukherjee, *et al.* 2002; Manju, *et al.* 2007; Ihama, *et al.* 2012; Goel, *et al.* 2012).

No entanto, foram detectados diferentes antigénios micobacterianos utilizando o método IHC na tuberculose pleural (Baba, *et al.* 2008), no tuberculoma intracraniano (Sumi, *et al.* 2001), na tuberculose abdominal e nos gânglios linfáticos (Manju, *et al.* 2007). A sensibilidade e a especificidade desta técnica foram registadas por muitos trabalhadores que utilizaram diferentes anticorpos, tais como: anti-Bacilli Calmette-Guerin (BCG), anti-MPT-64, anti-ESAT-6, anti-HspX, anti-Tb8.4, anti-PlcA, anti-35 KD e anti-38-KD (Goel, *et al.* 2008).

2.3.5.4.1. Anticorpo anti-BCG

A sensibilidade e a especificidade de 74% e 95%, respetivamente, foram registadas por Ashoke, *et al.* (2002), que utilizaram um anticorpo comercial anti-BCG para detetar MTB em 50 tecidos de gânglios linfáticos. Além disso, a positividade deste anticorpo foi avaliada por Higuchi, *et al.* 1981; Ulrichs, *et al.* (2005), tendo ambos os trabalhadores registado 100% de positividade para este anticorpo. A imunoperoxidase indireta; o anticorpo policlonal anti-BCG foi positivo em 68% de 50 casos suspeitos de TB nos gânglios linfáticos no estudo realizado por Padma, *et al.* (2005).

2.3.5.4.2. Anticorpo anti MPT64

O antigénio da proteína 64 do MTB (MPT-64) é um antigénio específico do complexo MTB segregado durante o crescimento bacteriano. Também é designado como uma proteína secretária de 24 KD. Esta proteína foi utilizada como marcador de diagnóstico para o diagnóstico de TBL em muitos estudos diferentes (Roche, *et al.* 1996; Goel e Budhwar, 2008; Madhu, *et al.* 2012; Yasushi, *et al.* 2012). Cinquenta e cinco casos de linfadenite granulomatosa com suspeita histológica de tuberculose obtidos na Noruega e na Tanzânia foram avaliados num estudo comparativo efectuado por Tehmina, *et al.* (2006). Utilizaram a coloração ZN, a MPT64 IHC e a PCR IS11610 como padrão de ouro e concluíram que a coloração ZN tinha uma sensibilidade muito baixa (12%), enquanto a histologia clássica da tuberculose tinha sensibilidade, especificidade, valores preditivos positivos e negativos de 92, 37, 60 e 81%, respetivamente, e a IHC tinha sensibilidade, especificidade, valores preditivos positivos e negativos de 90, 83, 86 e 88%, respetivamente. A concordância observada entre a PCR e a IHC foi de 87% (valor de P. inferior a 0,05). Além disso, Manju, *et al.* (2007) utilizaram biópsias de tuberculose abdominal (n = 33) e cervical (n = 120) fixadas em formol para avaliar o potencial de diagnóstico da IHC utilizando um MPT64 na deteção de tuberculose abdominal e linfonodal (LNTB). Os autores referiram que a sensibilidade global, a especificidade, os valores preditivos positivos e negativos da IHC com anti-MPT64 eram de 92%, 97%, 98% e 85%, respetivamente.

No estudo realizado por Tadele, *et al.* (2014), no Hospital Especializado Tikur Anbessa e nos Serviços Médicos United Vision de dezembro de 2011 a junho de 2012. 51 amostras de aspirados de gânglios linfáticos foram recolhidas e submetidas a coloração ZN e IHC com anticorpo policlonal anti-MPT64. A PCR foi utilizada como padrão de ouro neste estudo. Em conformidade, a sensibilidade e especificidade globais e o valor preditivo positivo e negativo da IHC foram de 88,1%, 89,5%, 82,2% e 93,2%, respetivamente.

Além disso, biópsias humanas de TB pulmonar (n = 3) e de gânglios linfáticos (n =

17) e controlos sem TB (n = 12) foram estudados por Tehmina, *et al.* (2014), para detetar antigénios micobacterianos (MPT32, MPT44, MPT46, MPT51, MPT53, MPT59, MPT63 e MPT64) utilizando anticorpos policlonais de coelho. Foram efectuadas a coloração ZN, a PCR 1S6110 e a imunohistoquímica. Estes trabalhadores referiram que foram detectados muitos bacilos com a coloração de ZN nas biopsias pulmonares com uma sensibilidade de (65%), enquanto a sensibilidade de (0%) da coloração de ZN foi detectada nas biopsias de gânglios linfáticos. Todos os casos se revelaram positivos por PCR. Dos antigénios segregados, apenas o MPT64 foi consistentemente detectado em ambos os casos com uma sensibilidade e especificidade de (100%).

2.3.5.4.3. Anticorpo anti ESAT-6

O ESAT-6 é o protótipo de uma nova família de pequenas proteínas de 6 kDa de função desconhecida produzidas por Actinobacteria. O anticorpo policlonal comercial anti-ESAT-6 foi recentemente utilizado como instrumento de diagnóstico de TBL (Brodin, *et al.* 1996).

Muitos estudos diferentes estavam a avaliar o papel deste anticorpo no diagnóstico da TBL. O estudo realizado por Sumi e Radhakrishnan, (2009) foi concebido precisamente para avaliar a potencial aplicação diagnóstica da IHC utilizando um painel de anticorpos contra antigénios do MTB para o diagnóstico de TBL. A IHC foi realizada em secções de parafina fixadas em formalina de biopsias de gânglios linfáticos utilizando anticorpos policlonais de coelho contra quatro proteínas micobacterianas recombinantes, ou seja, ESAT-6, HspX, Tb8.4 e PlcA. Os resultados da IHC foram correlacionados com o método de coloração ZN. Verificou-se que a IHC utilizando o anticorpo ESAT-6 era altamente sensível (88,6%) e altamente específica (93,4%).

2.3.5.4.4. Anticorpo monoclonal anti-38-KD

A proteína de 38 kD é um dos antigénios mais importantes do MTB, é ativamente segregada e fixada à superfície da célula micobacteriana por uma cauda lipídica que também pode ser responsável pela ligação dos hidratos de carbono à proteína (Morten e Harald, 1992), esta proteína foi recentemente utilizada para produzir anticorpos monoclonais anti-38 kD para o ensaio de IHC. A revisão da literatura inglesa publicada mostra relatos de aplicações ocasionais de IHC utilizando anticorpos policlonais e monoclonais criados contra proteínas de 35 kDa, 65 kDa e 24KDa (antigénios) para a deteção de antigénios micobacterianos em várias amostras clínicas e experimentais, principalmente em secções de tecido (Choudhary, *et al.* 1994). Barbolini, *et al* (1989) experimentaram quatro tipos de anticorpos monoclonais criados em ratos contra diferentes proteínas de Mycobacterium tuberculosis e observaram que o anticorpo 61,3 para a proteína 35 KD de MTB era específico da espécie para o complexo *Mycobacterium tuberculosis* e não era reativo para *Mycobacterium kansasii.*

A visualização direta de MTB ou dos seus produtos em amostras clínicas de EPTB foi efectuada por Madhu, *et al.* (2012) utilizando IHC. A imunocoloração com anticorpo monoclonal para o antigénio 38-kDa de MTB foi efectuada em aspirados de agulha fina frescos e de arquivo e granulomas de tecido de 302 casos de EPTB e foi comparada com a PCR, a coloração convencional de Z.N e a cultura. Os índices de diagnóstico para todos os tipos de material de arquivo e fresco variaram de 64 a 76% na amplificação de ácido nucleico e de 96 a 98% na ICC. Não se registaram diferenças significativas nos índices de diagnóstico da coloração de ZN e/ou CCI em material fresco ou de arquivo, ao passo que a sensibilidade da PCR diferiu significativamente em material fresco e de arquivo, tanto na citologia (71,4% vs 52,1%) como na histologia (51,1% vs 38,8%).

A utilidade da coloração imuno-histoquímica para o diagnóstico de TB na biopsia de tecido intestinal foi investigada por Yasushi, *et al.* (2012). Utilizaram 10 doentes (4 homens e 6 mulheres) com TB intestinal. Foram utilizados testes laboratoriais, incluindo hsitopatologia, coloração Z.N, PCR com IS1160 e coloração IHC com um anticorpo monoclonal específico da espécie disponível comercialmente para o antigénio 38-kDa do MTB. Os dados histopatológicos revelaram a presença de granulomas tuberculosos em 4 casos (40%). A coloração IHC com o anticorpo monoclonal anti-MTB revelou resultados positivos em 4 doentes (40%); os mesmos doentes nos quais foram detectados granulomas através da coloração com hematoxilina e eosina.

A vantagem da coloração imunológica em relação à coloração convencional de Ziehl Neelsen foi referida por Goel e Budhwar (2007). Utilizaram a coloração IHC com anticorpos monoclonais específicos da espécie para a proteína de 38 kDa do complexo Mycobacterium tuberculosis e a coloração ZN para bacilos álcool-ácido rápidos. Os testes foram efectuados em 69 casos, 36 casos de EPTB confirmada e 33 casos não tuberculosos, em secções de tecido fixadas em formalina e incluídas em parafina. A positividade do AFB foi observada em apenas 36,1% dos granulomas tuberculosos, enquanto a coloração IHC foi positiva em 100% dos granulomas tuberculosos, com zero falsos positivos e negativos.

A localização IHC específica da espécie do complexo MTB em aspirados de agulha fina de linfadenite tuberculosa utilizando o anticorpo para o antigénio proteico imunodominante de 38 kDa foi examinada por Goel e Budhwar, (2008). O trabalhador avaliou o antigénio proteico de 38 kDa como um complemento de diagnóstico da citomorfologia convencional e a sua vantagem em relação à microscopia de Ziehl-Neelsen. A coloração IHC foi positiva em 59 de 61 (96,7%) esfregaços de arquivo e 110 de 113 (97,3%) esfregaços frescos de FNA. A positividade de ZN para AFB foi observada em 27 de 61 (44,2%) esfregaços de arquivo e em 48 de 113 (42,4%) esfregaços frescos de FNA de TBL.

Ashok, *et al.* (2002) obtiveram uma sensibilidade de 74% e uma especificidade de 100% para a coloração IHC na deteção do complexo MTB. Utilizaram 50 casos de *linfadenite tuberculosa* e 10 para avaliar a vantagem da IHC sobre a coloração Z.N. Pooja, *et al.* (2014) avaliaram o papel da IHC na deteção do antigénio micobacteriano em 65 casos de TB extrapulmonar. Registaram uma sensibilidade e especificidade da imunocoloração de 96,92% e 95%, respetivamente, com uma sensibilidade muito baixa da coloração Z.N (21%).

2.3.5.5. Testes moleculares

Nos últimos anos, têm-se desenvolvido cada vez mais novas modalidades de diagnóstico de amplificação de ácidos nucleicos para detetar a EPTB (Abbara e

Davidson, 2011). Estas técnicas de diagnóstico, como a PCR, que oferece uma melhor exatidão do que a microscopia de esfregaço de AFB e uma maior rapidez do que a cultura (Katoch, 2004; Jacob, *et al.* 2008; Haldar, *et al.* 2011), e a hibridação in situ fluorescente (FISH), que tem uma maior sensibilidade e especificidade do que a PCR (2005; Fenhalls, 2002; Lehtola, *et al.* 2006).

2.3.5.5.I. Reação em cadeia da polimerase

A PCR é uma técnica rápida e útil para a demonstração de fragmentos de ADN do MTB em doentes com suspeita clínica de TBL. Foram utilizados vários alvos genéticos, como o IS6110, o gene 16S rRNA, o gene da proteína de 65 kDa, o gene da proteína MPT-64, o gene da proteína de 38 kDa e o gene da proteína MTP-40, para avaliar a utilidade diagnóstica da PCR em vários tipos clínicos de amostras de EPTB (Martins, *et al.* 2000; Bandyopadhyay, *et al.* 2008; Garcia, *et al.* 2009; Haldar, *et al.* 2011). O oligonucleótido IS6110 é o gene mais frequentemente utilizado na deteção do MTB. A razão para a utilização generalizada do IS6110 nos testes PCR é a presença das suas múltiplas cópias no genoma do complexo MTB, que se acredita conferir uma maior sensibilidade (Lima, *et al.* 2003; Rafi, *et al.* 2007; Jin, *et al.* 2010).

Tal como indicado no **quadro 2.2,** muitos investigadores referiram que a sensibilidade e a especificidade variavam entre (50%-100%) e (80%-100%) para o gene IS6110 em diferentes tipos de amostras extrapulmonares, em vez de TBL. Em contrapartida, o gene IS6110 PCR foi utilizado por muitos investigadores para diagnosticar a linfadenite tuberculosa em tecidos fixados em formalina e incluídos em parafina, tendo sido registadas sensibilidades entre 42% e 100% e especificidades entre 87% e 100% para este gene. No entanto, vários inibidores, como as proteínas do hospedeiro, o sangue e até o ADN eucariótico em amostras extra-pulmonares, estão na origem desta variação na sensibilidade dos resultados da PCR (Gan, *et al.* 2002; Haldar, *et al.* 2011; Sun, *et al.* 2011).

Tabela 2.2. Sensibilidade e especificidade dos testes de PCR IS6110 utilizando diferentes alvos genéticos para o diagnóstico de diferentes tipos de EPTB

Reference	Type of EPTB	NAA test	Gene target	Sensitivity (100%)	Specificity (100%)
Totsch et al. (1996)	TB lymphadenitis	Nested PCR	IS6110	89	100
Moussa *et al.* (2000)	Genitourinary TB	Real-time PCR	IS6110	96	98
Gan *et al.* (2002)	Abdominal TB	PCR	IS6110	64	100
Ogusku *et al.* (2003)	Cutaneous TB	Nested PCR	IS6110	100	100
Verettas *et al.* (2003)	Osteoarticular TB	Nested PCR	IS6110	100	100
Pahwa *et al.* (2005)	TB lymphadenitis	PCR	IS6110	90	86
Jambhekar *et al.* (2006)	Osteoarticular TB	PCR	IS6110	85	80
Rebollo *et al.* (2006)	Disseminated TB	PCR	IS6110	50	100

Zamirian *et al.* (2007)	Pericardial TB	PCR	IS6110	80	80
Pandey *et al.* (2009)	Osteoarticular TB	Nested PCR	IS6110	73	94
Nopvichai *et al.* (2009)	TB lymphadenitis	PCR	IS6110	67	100
Jin *et al.* (2010)	Abdominal TB	PCR	IS6110	58	100
Sharma *et al.* (2010)	TB lymphadenitis	PCR	IS6110	100	92
Sharma *et al.* (2011)	Osteoarticular TB	PCR	IS6110 + MPB-64	82-100	100
Cortez *et al.* (2011)	TB lymphadenitis	PCR	IS6110	63	87
Derese *et al.* (2012)	TB lymphadenitis	PCR	IS1081	42	89

2.3.5.5.2. Hibridação in situ por fluorescência

A hibridação in situ (ISH) foi desenvolvida de forma independente por dois grupos de investigação (Pardue e Gall, 1969; John, *et al.*1969). O ADN radiomarcado ou o ARN 28S foram hibridizados em preparações citológicas de oócitos de Xenopus e detectados por microautoradiografia. Esta técnica permitiu examinar as sequências de ácidos nucleicos no interior das células sem alterar a morfologia da célula ou a integridade dos seus vários compartimentos. Desde então, a ISH foi modificada para estudos de desenvolvimento cromossómico, análise cromossómica de tumores e leucemias e estudos citogenéticos de uma vasta gama de espécies. A ISH foi finalmente introduzida na bacteriologia por Giovannoni *et al.* (1988), que foi o primeiro a utilizar sondas de oligonucleótidos marcadas radioactivamente e dirigidas ao rRNA para a deteção microscópica de bactérias. Com o desenvolvimento de marcadores fluorescentes (Pinkel, *et al.* 1986; Pinkel, *et al.* 1988), os marcadores radioactivos foram progressivamente substituídos por corantes não isotópicos. Em 1989, DeLong utilizou pela primeira vez oligonucleótidos marcados com fluorescência para a deteção de células microbianas individuais. Em comparação com as sondas radioactivas, as sondas fluorescentes são mais seguras, oferecem uma melhor resolução e não necessitam de etapas de deteção adicionais. Além disso, as sondas fluorescentes podem ser marcadas com corantes de diferentes comprimentos de onda de emissão, permitindo assim a deteção de várias sequências-alvo numa única fase de hibridação. Na última década, a maior sensibilidade e rapidez tornaram a FISH um instrumento poderoso para estudos filogenéticos, ecológicos, de diagnóstico e ambientais em microbiologia (Amann *et al.* 1990).

A hibridação in situ por fluorescência detecta sequências de ácidos nucleicos através de uma sonda marcada com fluorescência que hibrida especificamente com a sua sequência alvo complementar dentro da célula intacta. O procedimento inclui as seguintes etapas: (i) fixação da amostra; (ii) preparação da amostra, possivelmente incluindo etapas específicas de pré-tratamento; (iii) hibridação com as respectivas sondas para detetar as respectivas sequências alvo; (iv) etapas de lavagem para remover as sondas não ligadas; (v) montagem, visualização e documentação dos resultados. Existem diferentes formas de marcação. A marcação fluorescente direta é a mais utilizada e é também a forma mais rápida, barata e fácil, uma vez que não requer quaisquer outras etapas de deteção após a hibridação (Spear, *et al.* 1999). Antes da hibridação, as bactérias têm de ser fixadas e permeabilizadas para permitir a penetração das sondas fluorescentes na célula e para proteger o ARN da degradação por ARNses endógenas. A fixação pode ser efectuada com agentes precipitantes, como o etanol ou o metanol, ou com agentes reticulantes, como os aldeídos. Uma fixação óptima deve resultar numa boa penetração da sonda e na retenção do nível máximo de ARN-alvo (Jurtshuk, *et al.* 1992; Brown-Howland, *et al.* 1992; Roller, *et al.* 1994). Para uma melhor fixação dos espécimes às lâminas de vidro, recomenda-se o tratamento prévio das superfícies com um agente de revestimento. Os produtos químicos que têm sido utilizados com êxito incluem a gelatina (Amann, *et al.* 1990), a poli-L-lisina (Lee, *et al.* 1999) ou agentes silanizantes (Moter, *et al.* 1998). No entanto, o processo de hibridação tem de ser efectuado em condições rigorosas para que a sonda se ligue corretamente à sequência-alvo. O rigor pode ser ajustado variando a concentração de formamida ou a temperatura de hibridação. A formamida diminui a temperatura de fusão ao enfraquecer as ligações de hidrogénio, permitindo assim a utilização de temperaturas mais baixas com um elevado rigor. A hibridação tem lugar numa câmara húmida e escura, normalmente a temperaturas entre 378C e 508C. O tempo de hibridação varia entre 30 minutos e várias horas. Em seguida, as lâminas são lavadas brevemente com água destilada para remover a sonda não ligada. As lavagens de rigor pós-hibridação são efectuadas conforme necessário. Para reduzir a quantidade de resíduos tóxicos, o rigor do tampão de lavagem pode ser regulado variando a concentração de sal em vez de utilizar formamida. Finalmente, as lâminas são novamente lavadas com água, secas e montadas. Para a microscopia, pode ser utilizado um microscópio de epifluorescência convencional equipado com conjuntos de filtros de passagem de banda estreita para FISH multicolor. O problema e a limitação mais marcantes da FISH é a autofluorescência de certas bactérias, como os membros do género Pseudomonas. (Margo e Bombardier, 1985; Graham, 1983), Legionella (Wilkinson, *et al.* 1990), cianobactérias (Schonnhuber, *et al.* 1999) e espécies de arqueas, como as metanogénicas (Sorensen, *et al.* 1997). Vários tecidos que contêm elastina e colagénio ou células sanguíneas, como os eritrócitos e os granulócitos eosinófilos, apresentam geralmente uma autofluorescência brilhante (Van de Lest, *et al.* 1995; Monici, *et al.* 1995).

CAPÍTULO TRÊS

3. Materiais e métodos

3.1. Conceção do estudo

Este é um estudo descritivo, analítico e transversal que visa avaliar a utilidade da PCR, da IHC e da coloração de ZN na deteção de MTB em secções histológicas. O estudo foi realizado durante o período de julho de 2012 a julho de 2015. Todas as amostras foram recolhidas em diferentes laboratórios de histopatologia dos sectores público e privado (Total Lab care, Laboratories Administration).

3.2. Materiais

Neste estudo, foram utilizados blocos fixados em formalina e incluídos em parafina (FFPE). Os dados demográficos e clínicos foram obtidos dos registos laboratoriais de cada um dos alvos. Todas as amostras sem evidências histopatológicas de tuberculose foram excluídas.

3.3. Tamanho da amostra

Cento e sessenta e um blocos de tecido foram incluídos neste estudo. A idade variava entre os 4 e os 85 anos. O tamanho da amostra foi calculado utilizando o software disponível em http://www.surveysystem.com/sample-size-formula.htm

$$\text{Sample size} = \frac{t^2 \times p(1-p)}{m^2}$$

Descrição:

m = margem de erro a 5% (valor padrão de 0,05)

t = nível de confiança a 95% (valor padrão de 1,96)

p = prevalência estimada de MTB na área de estudo

3.4. Processamento de amostras

Foram seccionadas três secções de tecido (5 microns) de cada espécime em micrótomo rotativo. Estas secções foram utilizadas para a realização de H&E, coloração

ZN e IHC. Secções de tecido de 30 microns foram seccionadas de cada espécime para o ensaio de PCR. Os procedimentos para a execução destas técnicas estão descritos na cópia impressa da presente proposta.

3.4.1. Hematoxilina e Eosina

A primeira secção de (5 pm) foi corada utilizando o procedimento convencional de coloração H e E para o diagnóstico histopatológico (Bancroft e Marilyn, 2006). Em seguida, as lâminas foram avaliadas quanto à presença de evidências de MTB.

3.4.2. Coloração de Ziehl-Neelsen

Todas as secções para o cetim ZN foram desparafinadas em xileno durante 5 minutos, três vezes, e reidratadas através de graus decrescentes de álcool etílico, começando com álcool etílico a 100%, depois etanol a 90%, etanol a 70% e, finalmente, água destilada, 4 minutos para cada mudança, depois as secções foram colocadas em solução de trabalho pré-aquecida de carbol fuchsine a 58 -60oC em banho-maria durante 10 minutos, e foram lavadas em água corrente durante 2 minutos. Procedeu-se à diferenciação com ácido clorídrico a 3% em álcool etílico a 95% em todas as secções até que a cor deixasse de sair da lâmina; em seguida, as secções foram lavadas brevemente em água para parar a reação do álcool ácido. Procedeu-se à coloração de contraste com azul de metileno a 0,25% em ácido acético a 1% durante 15 a 30 segundos em todas as secções. Em seguida, as secções foram desidratadas através de graus ascendentes de álcool e imersas em xileno durante 5 minutos, sendo depois montadas com meio de montagem Distrene, Plasticiser e Xylene (DPX).

3.4.3. Imunohistoquímica Anti 38KD

Para o cetim imunohistoquímico, foram cortadas secções de 5 pm de espessura em lâminas revestidas com poli-L-lisina de cada bloco de cera de parafina. As secções foram desparafinizadas em 2 mudanças de xileno durante 7 minutos cada, e reidratadas utilizando concentrações graduais e decrescentes de etanol (100, 100, 100, 90, 70%) e três mudanças de água destilada durante 2 minutos cada, seguidas de três mudanças de tampão fosfato salino (PBS) pH 7,4, que foi fornecido como solução de reserva e preparado como um saco num litro de água desionizada, conforme ajustado pelos fabricantes. As secções foram recuperadas em solução de recuperação que estava pronta a utilizar, tampão citrato pH 6,0, conforme ajustado pelos fabricantes, e a duração foi ajustada após diferentes intervalos de tempo para uma hora. As lâminas foram deixadas a arrefecer naturalmente durante 20 minutos e lavadas com PBS em três mudanças de 3 minutos cada. A atividade da peroxidase endógena foi suprimida através da aplicação de peróxido de hidrogénio a 3% em todas as secções durante 15 minutos, seguida de três mudanças de PBS durante 3 minutos cada. Foi também aplicado um bloqueio de proteínas a todas as secções durante 15 minutos, seguido de três mudanças de PBS durante 3 minutos. As lâminas foram colocadas na câmara húmida escura da máquina de imunocoloração Ventana para as etapas seguintes. O excesso de água foi drenado e a selagem com a caneta de selagem IHC (Pap pen) foi efectuada à volta da área do tecido, para evitar o desperdício da solução. O anticorpo monoclonal de ratinho anti-38-KD, que foi fornecido como solução-mãe e preparado a 1:50 utilizando PBS pH 7,4, conforme ajustado pelos fabricantes, foi aplicado em todas as secções durante 50 minutos, seguido de três mudanças de PBS durante 3 minutos.

A imunorreactividade do anticorpo com o antigénio-alvo foi detectada utilizando o sistema de deteção exposto (kit de deteção imuno-histoquímica universal da Abcam, Reino Unido) em duas etapas. Inicialmente, adicionou-se anticorpo complementar anti-rato a todas as secções durante 15 minutos, seguido de lavagem com PBS três vezes, 3 minutos, e, subsequentemente, adicionou-se anticorpo conjugado com peroxidase vermelha de cavalo (HRP) de coelho anti-rato durante 15 minutos, seguido de lavagem com PBS três vezes, 3 minutos, e, em seguida, a solução-mãe de (Diaminobenzidina) DAB e o diluente DAB foram imediatamente misturados e aplicados às secções durante 10 minutos, controlados microscopicamente, seguidos de lavagem com água destilada para parar a reação. A coloração nuclear foi obtida através da aplicação de 3 minutos de hematoxilina de Mayer, seguida de uma coloração azulada durante 10 minutos em água corrente, para alterar o pH das secções de tecido e mudar a cor da hematoxilina de Mayer de vermelho para azul, após o que as secções foram desidratadas através de graus ascendentes de álcool e imersas em xileno durante 5 minutos, sendo depois montadas com meio de montagem DPX. Durante cada ensaio de IHC em lote, foram utilizados controlos negativos e positivos fornecidos pelo fabricante, para detetar a reatividade do anticorpo e excluir os resultados falsos positivos.

3.4.4. Reação em cadeia da polimerase para deteção de MTB

3.4.4.1. Extração de ADN

Foram cortadas secções de tecido de 10 pm e colocadas em tubos ebendorf. Todas as amostras de tecido foram submetidas a extração de ADN através do kit para extração rápida de FFPE, da empresa fabricante (Adilab biotechnologies co), para utilização in vitro.

A desparafinação foi obtida adicionando 1 ml de xileno aos tecidos no tubo ebendorf e agitando durante 10 segundos, os tecidos foram centrifugados durante 3 minutos a 13000/round per munite (RPM), incubados na via aquosa durante 3 minutos a 50 graus Celsius. Depois disso, os tecidos foram centrifugados à velocidade mais elevada durante 2 minutos, o xileno sobrenadante foi eliminado. Adicionou-se 1 ml de metanol, agitou-se em vórtice e centrifugou-se durante 2 minutos a alta velocidade, sendo o sobrenadante eliminado. Este passo foi repetido 6 vezes até não restar xileno nos tecidos. Em seguida, os tecidos foram deixados a secar durante 10 minutos.

Aos tecidos secos foram adicionados 200 µl de lisado juntamente com 20µl de enzima proteinase K, misturados e incubados durante a noite a 37 graus Celsius. Adicionou-se 10µl de Protease K, misturou-se bem e incubou-se a 55 graus centígrados durante 1 hora.

Foram adicionados 200µl de CB líquido e vortex durante 30 segundos e depois incubados a 70 graus Celsius durante 10 minutos. Foram adicionados 100µl de isopropanol com vortex durante 30 minutos. Todo o conteúdo foi transferido para a coluna de adsorção (AC), centrifugado durante 1 minuto a 13000 RPM. Os resíduos foram descartados e 500µl de IR foram adicionados à coluna de adsorção, centrifugada por 30 segundos a 12000 RPM. O resíduo foi descartado e 700µl de tampão de lavagem foram adicionados com centrifugação de 12000 RPM por 30 segundos. Após a remoção dos resíduos, foram adicionados outros 500µl de tampão de lavagem com centrifugação a 12000 RPM durante 30 segundos, depois os CA foram transferidos para tubos limpos e centrifugados durante 2 minutos a 13000 RPM. Os CA foram transferidos para um novo tubo limpo pela segunda vez e foi adicionado 100µl de tampão de eluição (EB), incubados a 65 graus centígrados em banho-maria durante 5 minutos, depois foram centrifugados durante 1 minuto a 12000 RPM. O ADN extraído está pronto a ser utilizado para a PCR.

3.4.4.2. Amplificação de IS1160

Todos os tubos necessários para o teste e o controlo foram preparados e etiquetados. A mistura de reação principal foi preparada adicionando 5µl *n de PCR-mix-1, 10µl *n de tampão 2,5x e 0,5µl *n de Taq F Polymerase, 15µl da mistura de reação foram adicionados a cada tubo e 25µl de óleo mineral foram adicionados a cada tubo. Foram adicionados 10µl de ADN aos tubos de ensaio e 10µl de ADN polido ao tubo de controlo negativo, 10µl do controlo interno ao tubo de controlo interno e 10µl do controlo positivo ao tubo adequado. Os tubos foram misturados e transferidos para o termociclador com o programa obtido pelos fabricantes descritos na **Tabela 3.1.**

Tabela 3.1. Programa PCR utilizado para a amplificação do oligonucleótido IS16110.

Thermocyclers with block temperature adjustment: **"MiniCycler" "PTC-100"(MJ research)**			
Step	**Temperature C^O**	**Time**	**Cycles**
1	95 C^O	Pause	
2	95 C^O	15min	1
3	95 C^O	30sec	42
	70 C^O	40sec	
4	72 C^O	2min	1
5	10 C^O	Storage	

3.4.4.3. Eletroforese em gel

Os produtos da PCR foram visualizados num gel de agarose a 2% com coloração de brometo de etídio 0,5 pg/ml. O gel foi preparado dissolvendo 0,7 g de pó de agarose em 35 ml de tampão 1X Tris/Borato/EDTA (TBE) e aquecido a 65°c até a agarose se dissolver completamente, depois deixado arrefecer à temperatura ambiente e adicionado 2µl de brometo de etídio. O pente foi então colocado adequadamente no tabuleiro de eletroforese e, em seguida, o gel foi vertido lentamente e deixado em repouso durante 30 minutos para solidificação. Num tubo Eppendorf limpo, foram colocados no gel 10 µl de escada de ADN de 1000 pb e de produto de PCR. A eletroforese em gel foi efectuada a 120V e 36 Am durante 60 minutos. Foram tiradas fotografias com o sistema de documentação Gel (Gel mega, câmara digital e software num computador).

3.4.4.2. Interpretação do resultado da PCR

De acordo com o manual de fabrico do kit MTB PCR (da Sacace technologies-Casera -Itália), o comprimento do produto da PCR para o MTB deve ser de 390 pb.

3.5. Análise estatística

A análise dos dados foi efectuada com recurso ao software Statistical Package for Social Sciences (SPSS) versão 20. O cálculo da expressão de 38-KD entre os casos de linfadenopatia foi determinado pela obtenção de Odd ratios. As variações foram determinadas através dos testes do Qui-quadrado e de Fisher. O nível de significância foi fixado em um valor de P menor que 0,05.

3.6. Considerações éticas

Todos os espécimes foram recolhidos após autorização dos laboratórios designados.

CAPÍTULO QUATRO

4. Resultados

Neste estudo, 161 amostras foram diagnosticadas como tendo tuberculose com H e E. A idade mínima era de 4 anos e a máxima de 80 anos, com uma idade média de 51 anos.

A população do estudo foi dividida em dois grupos: pediátricos 42 (26%) e adultos 119 (74%), conforme descrito na **Figura 4.1**. A distribuição da população do estudo por género foi de 85 (53%) mulheres e 76 (47%) homens. Dos 76 (47%) homens, 21 eram pediátricos e 55 eram adultos, e dos 85 (53%) eram mulheres, das quais 21 eram pediátricas e as restantes 64 eram adultas.

A população do estudo foi subsequentemente subdividida noutros grupos de acordo com a faixa etária, desde <8 anos até 51+. A frequência de doentes com TB infecciosa aumentou no grupo etário (19-30), que representou 63 (39%) da população do estudo, seguido dos grupos etários (8-18) e (31-40), que representaram 29 (18%) e 25 (16%), respetivamente. Os grupos etários 51+, <8 anos e (40-50) representam 20 (12%), 13 (8%) e 11 (7%), respetivamente, como indicado na **Tabela 4.1.**

Figura 4.2. Descreve a distribuição da população do estudo por local do gânglio linfático. A grande maioria das amostras foi obtida a partir do gânglio linfático cervical, representando 100 (62%), seguido do gânglio linfático axilar, representando 17 (11%). Os outros locais incluíam o mediastino, mesentérico, inguinal e submandibular, constituindo 10 (6%), 7 (4%), 7 (4%) e 4 (3%), respetivamente, e o restante era desconhecido, representando 16 (10%).

4.1 Hematoxilina e eosina

Utilizando a coloração H e E, foram observados granulomas necróticos e não necróticos com células epitelióides e células gigantes multinucleadas, caraterísticos da tuberculose, na nossa população de estudo. Os que apresentavam um padrão histopatológico contendo (células gigantes + granuloma + caseação) foram considerados como provas fortes, conforme ilustrado na **Fotomicrografia 4.1**, e os que apresentavam menos provas (por exemplo, agregados mal definidos de histiócitos epitelióides apenas, granulomas sem necrose e células gigantes, etc.) foram considerados como provas mais fracas, conforme ilustrado na **Fotomicrografia 4.2.**

Assim, dos 161 casos, 118 (73,3%) foram categorizados como tendo evidências fortes (positivas) e os restantes 43 (26,7) foram detectados com evidências mais fracas (positivas), como se mostra na **Figura 4.3.** De todos os 118 (73,3%) casos com evidências fortes, 75 (46,6%) eram gânglios linfáticos cervicais, 7 (4,3%), 12 (7,5%), 5 (3,1%), 5 (3,1%), 3 (1,9%) e 11 (6,8%) eram mediastínicos, axilares, mesentéricos, inguinais, submandibulares e desconhecidos, respetivamente. Por outro lado, dos 43 (26,7%) casos com nível negativo, 25 (15,5%) eram cervicais, 3 (1,9%), 5 (3,1%), 2 (1,2%), 2 (1,2%), 1 (0,6%) e 5 (3,1%) eram mediastinais, axilares, mesentéricos, inguinais, submandibulares e desconhecidos, respetivamente. Estatisticamente, não houve associação significativa entre as evidências de TB e a localização dos gânglios linfáticos, *P-value=0,998.*

4.2 Coloração de Ziehl-Neelsen

Dos (n=161) gânglios linfáticos estudados, apenas 4 (2,5%) demonstraram ser positivos na coloração de ZN (em todos os casos foram observados mais de 5 bacilos) e 157 (97,5%) foram negativos na coloração de ZN. De todos os 4 (2,5%) casos positivos de ZN, 3 (1,9%) eram linfonodos cervicais e um caso era inguinal. Dos 157 (97,5%) casos negativos de ZN, 97 (97,5%) eram cervicais, 10 (6,2%), 17 (10,6%), 7 (4,3%), 6 (3,7%), 4 (2,5%) e 16 (9,9%) eram mediastinais, axilares, mesentéricos, inguinais, submandibulares e desconhecidos, respetivamente. Estatisticamente, não houve associação significativa entre a coloração ZN e o local do linfonodo, *P-valor=0,998.* Além disso, 4 (2,5%) casos positivos de ZN foram previamente considerados como evidência forte positiva, enquanto os restantes 114 (70,8%) evidências fortes positivas foram negativas com a coloração de ZN. Estatisticamente, não houve associação significativa entre as evidências de TB e a coloração de ZN, *valor de P=0*,221, conforme indicado na **Tabela 4.2**.

4.3 Imunohistoquímica anti-38-KD

A imunoexpressão do anticorpo monoclonal 38-KD foi demonstrada na área das células gigantes e do granuloma, como se mostra na **Fotomicrografia 4.3.** Neste estudo, dos 161 casos estudados, 129 (80,1%) apresentaram expressão positiva para o 38-KD e os restantes 32 (19,9%) foram negativos. A correlação entre a localização dos gânglios linfáticos e os resultados de IHC foi a seguinte: de todos os 129 (80,1%) casos positivos para IHC, 79 (49,1%) eram gânglios linfáticos cervicais, 7 (4,3%), 13 (8,1%), 6 (3,7%), 6 (3,7%), 3 (1,9%) e 15 (9,3%) eram mediastínicos, axilares, mesentéricos, inguinais, submandibulares e desconhecidos, respetivamente. Por outro lado, dos 32 (19,9%) casos negativos para IHC, 21 (13%) eram cervicais, 3 (1,9%), 4 (2,5%), 1 (0,6%), 1 (0,6%), 1 (0,6%) e 1 (0,6%) eram mediastinais, axilares, mesentéricos, inguinais, submandibulares e desconhecidos, respetivamente. Estatisticamente, não houve associação significativa entre a coloração IHC e o local do linfonodo, *valor de P* = 0,998. Por outro lado, dos 129 (80,1%) casos positivos de IHC, 100 (62,2%) foram identificados como evidências fortemente positivas e os restantes 29 (19,9%) foram negativos. Estatisticamente, a coloração IHC está significativamente associada às evidências de TB, com *um valor de P* = 0,015, como se mostra na **Tabela 4.2.**

4.4 Reação em cadeia da polimerase para IS6110

A PCR IS6110 foi positiva no teste das estirpes de Mycobacterium utilizadas como controlos positivos e negativa no teste utilizado como controlo negativo **Fotomicrografia 4.4.** Dos 161 gânglios linfáticos estudados, 135 (83,8%) foram positivos para a PCR IS1160 e os restantes foram negativos. Do total de 135 (83,8%) PCR positivos, 106 (65,8%) casos foram previamente considerados como positivos com forte evidência e 29 (18%) foram considerados como evidência fraca. Dos restantes 26 (16,2%) espécimes negativos da PCR, apenas 12 (7,5%) espécimes apresentavam fortes indícios de TB e 14 (8,7%) eram indícios fracos. Estatisticamente, a PCR está significativamente associada a indícios de TB, com *um valor de P=0,001*, como se mostra na **Tabela 4.2.** De todos os 135 (83,8%) casos positivos de PCR, 83 (51,6%) eram linfonodos cervicais, 7 (4,3%), 14 (8,6%), 6 (3,7%), 6 (3,7%), 4 (2,5%) e 15 (9,3%) eram mediastinais, axilares, mesentéricos, inguinais, submandibulares e desconhecidos, respetivamente. Por outro lado, dos 26 (16,2%) casos PCR negativos, 17 (10,5%) eram cervicais, 3 (1,9%), 1 (0,6%), 1 (0,6%), 1 (0,6%), 1 (0,6%), 0 (0,0%) e 1 (0,6%) eram mediastinais, axilares, mesentéricos, inguinais, submandibulares e desconhecidos, respetivamente. Estatisticamente, não houve associação significativa entre o resultado da PCR e o local do gânglio linfático, *valor de P=0,749.*

Neste estudo, o resultado da PCR também foi correlacionado com outros métodos de diagnóstico. **A Tabela 4.3** mostra a correlação dos resultados da PCR com a coloração de ZN, dos 135 (83,8%) casos positivos da PCR, apenas 4 (2,5%) casos foram positivos com a coloração de ZN, os restantes 131 (81,4%) foram negativos com a coloração de ZN, estatisticamente, não houve associação significativa entre os resultados da ZN e os resultados da PCR, *valor de P=0,374.* A correlação entre o resultado da PCR e os resultados da IHC foi descrita na **Tabela 4.4**, dos 135 (83,8%) casos positivos da PCR, 129 (80,1%) foram positivos com a IHC, enquanto os restantes 6 (3,7%) casos foram negativos com a IHC. Estatisticamente, os resultados da IHC estão significativamente associados ao resultado da PCR, com *um valor de P=0,000.*

Tabela 4.5. Exploração da validação diagnóstica de diferentes testes utilizando a PCR como padrão de ouro. Por conseguinte, a sensibilidade e a especificidade do diagnóstico histopatológico e da coloração de ZN foram de 78,5%, 46,1% ($_z$ 2 = 11,6, p< 0,05) e 3,0%, 100% ($_z$ 2 = 0,790, p> 0,05), respetivamente. Em contraste, a sensibilidade e especificidade do anti 38KD IHC foi de 95,5%, 100% (x2 = 124,9, p< 0,05), respetivamente.

Tabela 4.1. Distribuição da população do estudo por idade

Age\ Year	**Frequency**	**Percent**	**Cumulative Percent**
<8 years	13	8.1	8.1
8-18	29	18.0	26.1
19-30	63	39.1	65.2
31-40	25	15.5	80.7
41-50	11	6.8	87.6
51+	20	12.4	**100.0**
Total	**161**	**100.0**	

Tabela 4.2. Compressão de diferentes técnicas na identificação de MTB

Results		ZN		Anti 38-KDa IHC		IS6110 PCR	
		+Ve	**-Ve**	**+Ve**	**-Ve**	**+Ve**	**-Ve**
H.E	Strong MTB Evidence	4 (2.4%)	114 (70.8%)	100 (62.1%)	18 (11.2%)	106 (65.8%)	12 (7.5%)
	Weak MTB Evidence	0 (0%)	43 (26.7%)	29 (18%)	14 (8.7%)	29 (18%)	14 (8.7%)
Total		**135 (2.5%)**	**157 (97.5%)**	**129 (80.1%)**	**32 (19.9%)**	**135 (83.9%)**	**26 (16.2%)**
P. Value		***0.221***		***0.015***		***0.001***	

Tabela 4.3. A correlação entre a coloração ZN e os resultados da PCR

Results		IS6110 PCR		Total
		Positive	*Negative*	
ZN Stain	*Positive*	4(2.5%)	0(0%)	4(2.5%)
	Negative	131(81.4%)	26(16.1%)	157(97.5%)
Total		**135(83.8%)**	**26(16.2%)**	**161(100%)**
***P. Value* = 0.374**				

Tabela 4.5. A correlação entre os resultados da IHC e da PCR.

Results		IS6110 PCR		Total
		Positive	*Negative*	
Anti 38-KDa IHC	*Positive*	129(80.1%)	0(0%)	129(80.1%)
	Negative	6(3.7%)	26(16.2%)	32(19.9%)
Total		**135(83.8%)**	**26(16.2%)**	**161(100%)**
***P. Value* = 0.000**				

Tabela 4.6. Validação diagnóstica de diferentes testes utilizando a PCR como padrão de ouro

Diagnostic method	Sensitivity %	Specificity%	PPV%	NPV%
H&E MTB evidence	87.5%	46.1%	100%	32.5%
ZN Stain	3%	100%	100%	16.7%
Anti 38-KD IHC	95.5%	100%	100%	81%

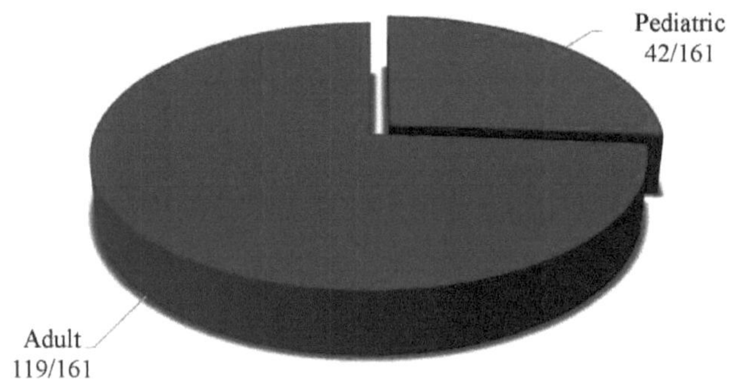

Figura 4.1. Descrição da população do estudo por divisão etária

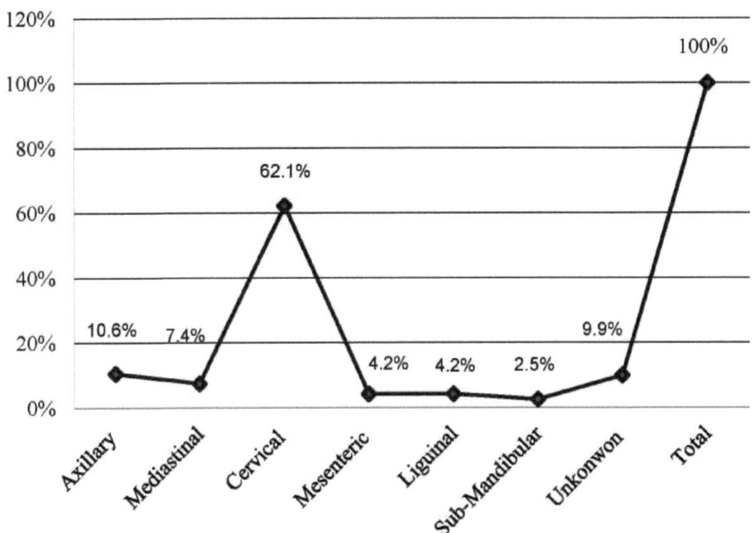

Figura 4.2. Descrição da população do estudo por local do gânglio linfático

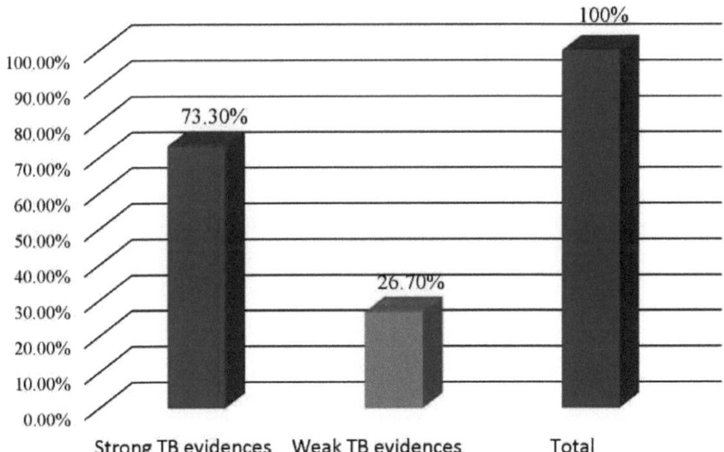

Figura 4.3. Descrição da população de estudo por evidências fortes e fracas de MTB

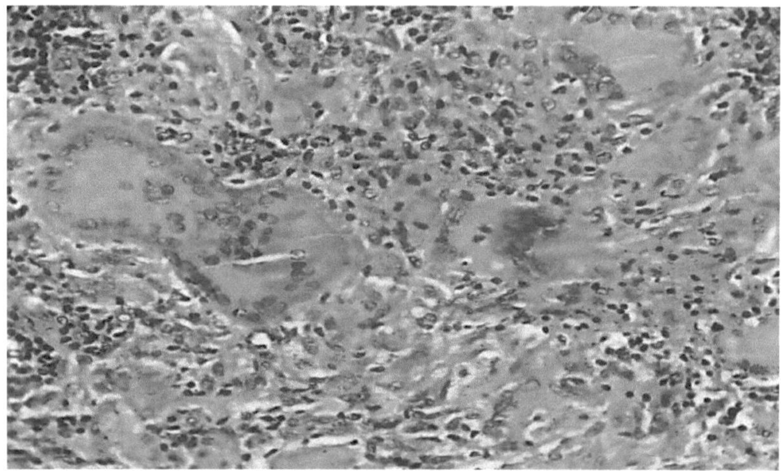

Fotomicrografia 4.1. Secção H e E mostrando um forte padrão histopatológico de MTB contendo (células gigantes multinucleadas, granuloma e caseação)

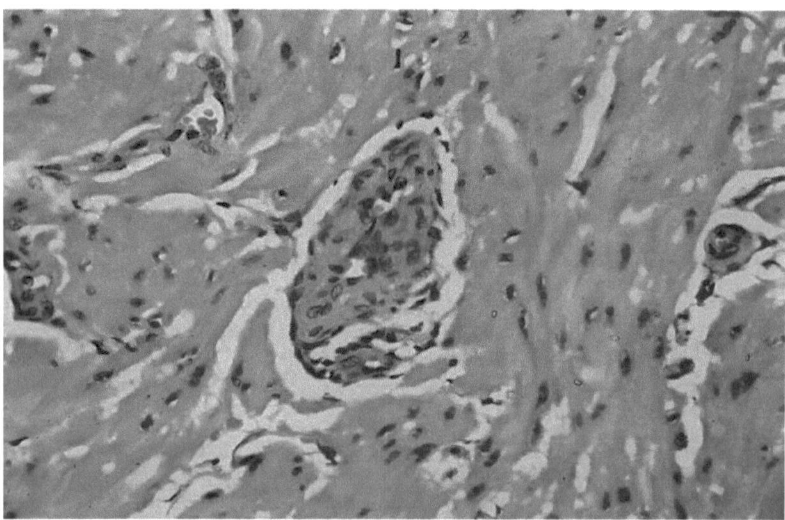

Fotomicrografia 4.2. Secção H e E mostrando um padrão histopatológico fraco de MTB contendo (agregados mal definidos de histiócitos epitelióides apenas, granulomas sem necrose e células gigantes)

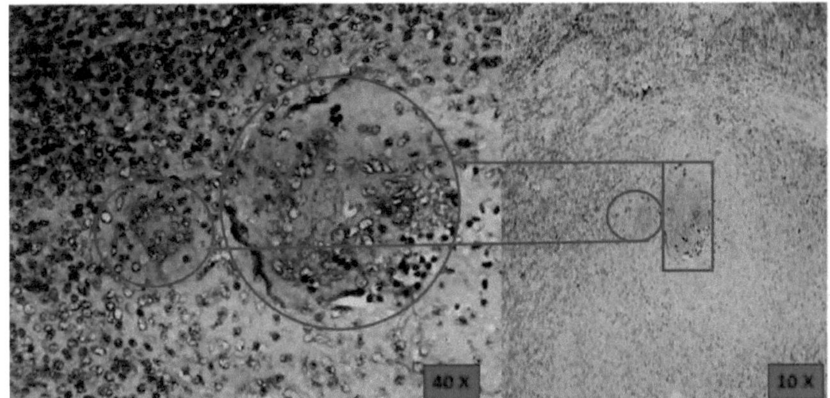

Fotomicrografia 4.3. Coloração IHC forte e granular do anti-38 KD. O antigénio 38-KD da mycobacterium tuberculosis foi fortemente corado nas células epitelióides e nas células gigantes multinucleadas e também foi detectado na área necrótica.

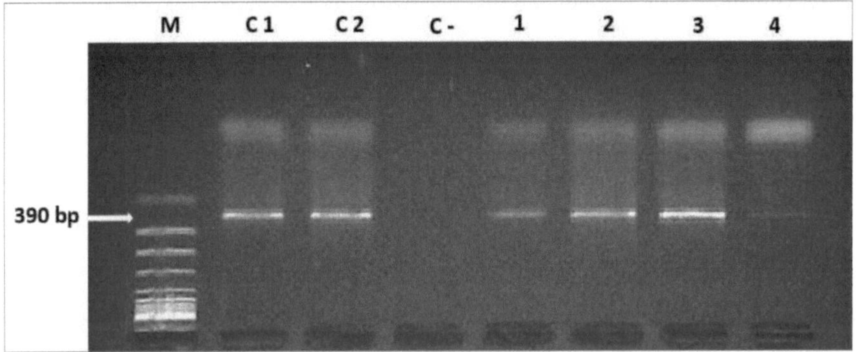

Fotomicrografia 4.4. Os produtos de PCR da sequência IS6110 foram analisados em eletroforese em gel de agarose a 2,0% seguida de coloração com brometo de etídio. Linha (M): Marcador, pistas (C1, C2): Controlo positivo, pista (C): tampão de ADN e pistas (1, 2, 3 e 4): amostras positivas.

CAPÍTULO CINCO

5. Discussão

O Sudão é um grande país com uma população heterogénea e um historial de conflitos civis. Os níveis de pobreza são elevados e o sistema de saúde é deficiente. O país tem um elevado fardo de tuberculose (TB), com uma estimativa de 50 000 casos incidentes em 2009, quando a prevalência estimada era de 209 casos por 100 000 habitantes (Ghada, *et al.* 2011). Os gânglios linfáticos são a principal causa de tuberculose extra-pulmonar, sendo a forma de tuberculose extra-pulmonar mais frequentemente identificada a tuberculose linfonodal (Kishore, *et al.* 2008).

A prevalência da linfadenite tuberculosa é mais elevada nos países em desenvolvimento como a Etiópia do que nos países desenvolvidos (OMS, Tuberculosis Fact sheets, 2014). A situação no Sudão é ainda mais sombria, a incidência e a prevalência da tuberculose linfonodal no Sudão estão mal documentadas. Em 1992, Kheiry *et al.* chamaram a atenção para o facto de haver um número crescente de casos em Cartum (Kheiry e Ahmed, 1992).

Neste estudo, foram reavaliadas 161 biópsias de tecido de gânglios linfáticos que tinham sido previamente diagnosticadas por histopatologia convencional como tendo tuberculose, dependendo da presença de evidências histológicas variáveis de TB, e verificámos que a prevalência de LNTB era de 22,4%, o que é inferior a outro estudo efectuado na Tanzânia, com uma prevalência de 69,5% (Perenboom, *et al.*1994). Outros estudos realizados em Israel, na Etiópia e na Índia revelaram valores mais elevados do que os nossos, com uma prevalência de 70%, 72,8% e 73,75%, respetivamente (Weiler, *et al.* 2000; Kakkar, *et al.* 2000; Yassin, *et al.* 2003; Dagnachew, *et al.* 2013). Além disso, os nossos resultados são muito inferiores aos resultados de outro estudo indiano com uma prevalência de 83% (Dandapat, *et al.* 1990).

Também num estudo realizado no Sudão, um total de 670 pacientes foram registados no hospital de Kassala com provas clínicas, laboratoriais e radiológicas de TB comprovada. A TB pulmonar representou 73,4%, enquanto a TB extra-pulmonar foi registada em 26,6% de todos os doentes com TB (Tajeldin e Abdel Aziem, 2012). A maioria das biópsias foi efectuada a partir de LN cervicais (64,3%), estes resultados são idênticos aos nossos e estão em concordância com os resultados publicados anteriormente neste país por Aljafari *et al.* (2004) e com o estudo realizado nos EUA por Talavera e Miranda, (2001). Também no Iémen, Hussain *et al.* (2011) apresentaram resultados semelhantes

No presente estudo, dos 161 indivíduos estudados, 100/161 (62%) espécimes eram gânglios linfáticos cervicais. Isto está em correlação com o estudo de Hussain, *et al.* (2011), que documentou 74 (74%) gânglios linfáticos cervicais em 100 espécimes de gânglios linfáticos. Além disso, o estudo de Chen *et al.* (1992) demonstrou que os gânglios cervicais foram afectados em cerca de 90% dos casos.

No presente estudo, a taxa de infeção entre as mulheres foi de 53%, o que é ligeiramente superior à infeção entre os homens, que foi de 47%. Estes resultados estão, em certa medida, de acordo com outro estudo realizado por Fatmi e Jamal (2002), que indicou que, em 100 casos de tuberculose linfonodal, 66 doentes (66%) eram do sexo feminino e 34 (34%) do sexo masculino, e com o estudo de Hussain *et al.* (2011), que indicou 70 (70%) do sexo feminino e 30 (30%) do sexo masculino.

Além disso, Hussain, *et al.* (2011) referiram que a taxa mais elevada de infeção por tuberculose ocorre em idades compreendidas entre os 22 e os 38 anos, o que está de acordo com os nossos resultados, que mostraram que a infeção por tuberculose pode afetar adultos e crianças em qualquer altura e idade, em que a doença apareceu entre os doentes com idades compreendidas entre os 4 e os 80 anos, mas, estatisticamente, os nossos resultados mostraram que a maior frequência da população do estudo se verificou no grupo etário (19-30), que representa 63 (39%) da população do estudo, seguido dos grupos etários (8-18) e (31-40), que representam 29 (18%), respetivamente, sendo estes os doentes que mais sofrem da doença. Por conseguinte, os nossos resultados apoiam o estudo de Nomani, *et al.* (2007), que referiu que a incidência máxima se encontrava no grupo etário dos 10-30 anos.

Além disso, os resultados deste estudo revelam uma elevada frequência de linfadenite tuberculosa pediátrica entre os doentes que apresentavam linfadenopatia. No presente estudo, dos (n=161) gânglios linfáticos aumentados, 42 (26%) eram pediátricos e os restantes eram adultos. Estes resultados são semelhantes aos de um estudo publicado anteriormente no mesmo país, realizado em 2003 por Aljafari, *et al.* (2004).

No entanto, a tuberculose extra-pulmonar está frequentemente a colocar desafios e continua a ser difícil diferenciá-la de outras doenças, sendo frequentemente mal diagnosticada (Bayazit, *et al.* 2004). Fukushima e colaboradores no Japão referiram que os vários métodos de diagnóstico utilizados em diferentes países podem ser uma das razões para os elevados níveis de LNTB encontrados (Fukusima, *et al.* 2011). A disponibilidade de um diagnóstico rápido, sensível, específico e fiável é um elemento essencial na gestão dos LNTB.

Nos países em desenvolvimento, o diagnóstico laboratorial de LNTB baseia-se, em grande medida, em provas morfológicas histopatológicas (não consegue diferenciar as alterações causadas pelo M. tuberculosis, por micobactérias não tuberculosas ou por outras doenças granulomatosas), o que não é bom, seguidas da coloração de ZN para confirmar a presença de bacilos, mas a coloração de ZN tem uma sensibilidade muito baixa e é frequentemente menos específica na secção histológica do que os testes moleculares (Dimoliatis e Liaskos, 2008).

Dos 161 doentes com TB, 118 (73%) apresentavam fortes indícios histológicos de TB. Estes resultados já tinham sido relatados anteriormente, contando separadamente com diferentes caraterísticas (Drobniewski, *et al.* 2000).

Existem dois critérios patológicos específicos para identificar a linfadenite tuberculosa: a caseação e a formação de granulomas. A caseação foi considerada mais específica e sensível (Finfer e Burstein, 1991). Assim, os indivíduos do estudo foram divididos em dois grupos, um grupo de forte evidência contendo (células gigantes, granuloma, caseação) e um grupo de fraca evidência contendo (granuloma mal definido, granuloma com ou sem necrose, apenas células epitelióides).

Neste estudo, 118 (73%) gânglios linfáticos eram do tipo granuloma caseoso (evidências fortes) e 42 (27%) eram do tipo granuloma não caseoso (evidências fracas). Isto está em correlação com Woodard, *et al.* (1982) que encontraram 67% de granuloma caseoso. Outros trabalhadores registaram 76% de granuloma caseoso e 24% de granuloma não caseoso (Lake e Oski, 1978), (Kumar, *et al.* 1998). Fatmi e Jamal, (2002) relataram 62% de granulomas caseosos e 38% de granulomas não caseosos, também Hussain, *et al.* (2011) relataram 32 (32%) granulomas caseosos e 68 (68) granulomas não caseosos, tais achados foram relatados anteriormente por Drobniewski *et al.* (2000) e Vincent *et al.* (2003). Estatisticamente, não houve associação significativa entre o local do linfonodo e as evidências fortes ou fracas de H e E. *Valor de P=0,998.* Resultados semelhantes foram publicados por Woodard, *et al.* (1992). Outro estudo realizado no Iémen por Hussain, *et al.* (2011) apresentou resultados semelhantes.

Além disso, este estudo revelou o facto de que a solidez ácida do MTB na secção histológica é muito fraca. De (n=161) pacientes, apenas 4 (2,5%) pacientes foram considerados TB positivos com ZN. Estes resultados estão de acordo com Hussain, *et al.* (2011). Diferentes estudos levados a cabo por Kamboj *et al.* (1994), relataram uma ampla gama de positividade de ZN, variando de 0% a 75%. O nosso estudo também está de acordo com outro estudo efectuado na Noruega e na Tanzânia por Tehmina *et al.* (2006), que utilizaram a coloração ZN para diagnosticar LNTB e concluíram que a coloração ZN tem uma sensibilidade muito baixa (12%). No entanto, a baixa positividade do AFB pode dever-se ao facto de apenas os bacilos intactos absorverem a coloração ou devido à intensa atividade fagocitária dos macrófagos nos granulomas tuberculosos, as caraterísticas morfológicas do AFB ficam frequentemente distorcidas, a fixação em formalina também pode desempenhar um papel importante na baixa detetabilidade da coloração ZN (Goel e Budhwar, 2008), mas outro estudo realizado em 2002 por Hajime *et al.* recusou esta sugestão, referindo que a formalina é uma solução aquosa de formaldeído e não é um agente lipossolúvel, pelo que o mecanismo para a sua redução na sensibilidade da coloração ácido-rápida permanece desconhecido (Hajime, *et al.* 2002). No que respeita à associação entre os resultados da ZN e o local do LN. Estatisticamente, não existe uma associação significativa entre ambas as variáveis, com um *valor de P=0,221*. Este resultado é semelhante ao relatório obtido por Ove (1994). Recentemente, têm sido desenvolvidas cada vez mais ferramentas de diagnóstico complementares para as espécies mais importantes de micobactérias (Park, *et al.* 2003). Os oligonucleótidos IS6110 do MTB são um alvo atrativo para a amplificação por PCR e foram testados na TB intestinal e na doença de Crohn (Jin, *et al.* 2010). A proteína 38-KD é um dos antigénios mais importantes do Mycobacterium tuberculosis, é ativamente segregada e fixada à superfície da célula micobacteriana por uma cauda lipídica que também pode ser responsável pela ligação de hidratos de carbono à proteína. Esta proteína foi recentemente utilizada para produzir anticorpos monoclonais anti-38KD para o ensaio IHC para demonstração de LNTB (Morten e Harald, 1992).

Existem vários relatórios que descrevem o papel da IHC no diagnóstico da tuberculose (Tehmina, *et al.* 2006). O presente estudo ilustrou a importância da IHC utilizando o anticorpo monoclonal específico da espécie 38 KD na identificação de secções de tecido arquivadas, fixadas em formalina e incluídas em parafina, de LNTB e foi comparada com a coloração convencional de ZN, H&E e PCR. Até à data, e tanto quanto é do nosso conhecimento, nenhum estudo publicado no Sudão demonstrou a utilidade diagnóstica da IHC no diagnóstico de LNTB.

Neste estudo, os resultados da IHC revelaram uma coloração positiva do Anti 38-KD com antigénios do MTB que incluíam organismos inteiros, os seus fragmentos e detritos em secções histológicas de 129/161 (80,1%) dos casos, enquanto os restantes 32/161 (19,9%) foram considerados negativos para o anti 38-KD. Destes 129 casos IHC positivos, apenas 4 casos foram positivos com a coloração ZN. Estatisticamente, não existe uma associação significativa entre a coloração ZN e os resultados da IHC. *Valor de p=0,365.* Estes resultados são consistentes com o estudo efectuado na Noruega por Ove (1994), que utilizou a coloração ZN e IHC para diagnosticar MTB em 47 amostras de EPTB. As nossas conclusões também apoiam o resultado do estudo efectuado em Nova Deli por Ashok (2002). Estes resultados também são semelhantes aos obtidos por Tehmina *et al.* (2006). Além disso, foi encontrado um relatório relativamente semelhante no estudo de Goel e Bufhwar (2007), quando avaliaram a vantagem da coloração imunológica sobre a coloração convencional de ZN. Utilizaram a coloração IHC utilizando anticorpos monoclonais específicos da espécie para a proteína de 38 kDa do complexo Mycobacterium tuberculosis e a coloração ZN para bacilos álcool-ácido rápidos, tendo os testes sido efectuados em 69 casos, 36 casos de EPTB confirmada e 33 casos não tuberculosos, em secções de tecido fixadas em formalina e incluídas em parafina. A positividade do AFB foi observada em apenas 36,1% dos granulomas tuberculosos, enquanto a coloração IHC foi positiva em 100% dos granulomas tuberculosos, com zero falsos positivos e negativos. Além disso, os nossos resultados são consistentes com os relatórios de um estudo realizado em 2008 pelos mesmos trabalhadores, quando avaliaram o antigénio 38-KD como adjuvante de diagnóstico da citomorfologia convencional e a sua vantagem sobre a coloração ZN (Goel e Bufhwar, 2008). A IHC foi positiva em 110/113 (97,3) dos casos e o AFB foi observado em 48/113 (44,2%) dos casos. Além disso, o nosso estudo está de acordo com a revisão da literatura inglesa publicada, que mostra relatos de aplicação ocasional de imunohistoquímica utilizando diferentes tipos de anticorpos, como anticorpo anti CBG, anti MPT64 e anti ESAT-6, com positividade de ZN variando de zero por cento a 44% e positividade de IHC de 69% a 100% (Padma, *et al.* 2005; Ulrichs, *et al.* 2005; Sumi e Radhakrishnan, 2009; Tadele, *et al.* 2014; Tehmina, *et al.* 2014).

Em 2012, a visualização direta do MTB e dos seus produtos em amostras de EPTB foi realizada na Índia por Puja e Amita utilizando IHC monoclonal anti 38-KD em granuloma de tecido fresco e de arquivo. Relataram que não havia diferença significativa nos índices de diagnóstico da coloração ZN e/ou IHC em material fresco ou de arquivo (Amita, *et al.* 2012), este relatório recusa os nossos resultados.

Ao comparar a IHC com as provas fortes e fracas de H e E, verificou-se que 100

(62,1%) dos 129 casos positivos de IHC estavam ao nível das provas fortes e os restantes 29 (18%) casos estavam ao nível das provas negativas. Estatisticamente, existe uma associação significativa entre o resultado da IHC e o resultado de H e E. *Valor-P=0,015*. Este resultado corrobora os resultados de um estudo recente realizado por Shirin em Teerão, no Irão, que avaliou o papel dos achados histopatológicos e da coloração imuno-histológica no diagnóstico da reação granulomatosa tecidular associada à tuberculose (Shirin, 2014).

Nos últimos anos, têm-se desenvolvido cada vez mais métodos de PCR para as espécies mais importantes de micobactérias. Alguns testes já estão disponíveis comercialmente no Sudão, mas não são utilizados como ferramenta de diagnóstico complementar (Park, *et al.* 2003; Chakaravorty, *et al.* 2005; Therese, *et al.* 2005).

No presente estudo, foram utilizados oligonucleótidos de ADN IS6110 de 390 pb com controlo interno de 750 pb para o ensaio de PCR, seguindo a mesma sequência que a utilizada no teste de PCR descrito por Lefmann, *et al.* (2006) e Naser, *et al.* (2002), que relataram uma elevada sensibilidade e especificidade destes oligonucleótidos na deteção de LNTB . Os nossos resultados de PCR mostraram uma maior sensibilidade e especificidade na deteção de MTC em comparação com a coloração de ZN, resultados estes que foram anteriormente referidos por Rodriguez, *et al.* (2012), que utilizaram oligonucleótidos de ADN IS6110 na deteção de LNTB. Fukusima, *et al.* (2011), também relataram a mesma sensibilidade e especificidade para estes oligonucleotídeos, achado que já tinha sido relatado por Pahwa, *et al.* (2005), Sharma, *et al.* (2010) e Cortez, *et al.* (2011) quando utilizaram o gene alvo IS6110 na deteção de LNTB.

Neste estudo, de um total de (n=161) casos, 135 (84%) foram positivos com a PCR, enquanto os restantes foram negativos. Estes achados foram previamente relatados por Rodriguez, *et al.* (2012). A distribuição dos resultados positivos da PCR entre os indivíduos do estudo foi a seguinte: o linfonodo cervical expressou a maior frequência de resultados positivos 83 (62%) de todos os 135 casos positivos, seguido pelo linfonodo axilar 14 (10%), linfonodo mediastinal, mesentérico, inguinal e submandibular 7 (5%), 5

(4%), 5 (4%) e 4 (3%), respetivamente, e o restante foi um local desconhecido 15 (11). Estes resultados estão de acordo com os de Verma e Kumar, que referiram que, de 100 casos de linfadenopatia, 78 (78%) de gânglios linfáticos cervicais e 10 (10%) de gânglios linfáticos axilares apresentaram resultados positivos com a PCR (Verma, *et al.* 2010).

Neste estudo, observou-se uma concordância estatisticamente forte entre os resultados da PCR e os resultados da IHC *Valor-P=0,000,* assim como o nosso resultado da PCR mostrou uma associação estatisticamente significativa com os resultados da H&E *Valor-P=0,001.* Mas, estatisticamente, não existe uma associação significativa entre os resultados da PCR e os resultados da coloração de ZN, com um valor de P=0,374. Estes resultados também estão de acordo com outro estudo efectuado na Noruega por Manju (2007). Foram obtidos resultados semelhantes num estudo realizado no Japão por Yasush, *et al.* (2012).

Neste caso, a PCR foi utilizada como padrão de ouro para comparar as outras variáveis. Por conseguinte, no nosso estudo, verificámos que, até certo ponto, a Caseação se revelou sensível (78,5%) mas menos específica (46,1%) com VPP (100%) e VPN (32,5%) em comparação com os resultados da PCR, que foi utilizada como padrão de ouro neste estudo (Finfer e Burstein, 1991).

A sensibilidade e a especificidade da coloração ZN foram de 3% e 100%, respetivamente, com VPP de 100% e VPN de 16,7%. Estes resultados apoiam vários estudos de Gutierrez e Garcia (1993) e Hussain, *et al.* (2011). O estudo realizado por Kohli, *et al.* 2015) teve como objetivo avaliar a vantagem da imunocoloração em relação à coloração ZN convencional no diagnóstico do granuloma tecidular da TB e concluiu que a coloração ZN tinha a sensibilidade, a especificidade, o valor preditivo positivo e os valores preditivos negativos de 30,56%, 96,43%, 95,65% e 41,56%, respetivamente.

Em contrapartida, verificámos que a imunohistoquímica tem uma sensibilidade de 95,5% e uma especificidade de 100% com um VAL de 81%, resultados semelhantes aos obtidos num estudo realizado noutro local por Haines e Chelack (1991). Também estes resultados foram relatados por Goel e Budhwar (2008) e Yasushi, *et al.* (2012), bem como os seus resultados, combinados com os resultados de um estudo anterior efectuado por Pooja, *et al.* (2014).

A linfadenopatia devida à tuberculose foi detectada em (84%) dos sudaneses neste estudo, utilizando a PCR e a IHC, o que é muito superior ao relatório de 2012 do mesmo país, elaborado por Bilal e Elshibly (2012), que registou uma taxa de (10%), e mesmo muito superior ao relatório de um estudo semelhante realizado na Grécia por Papadopouli, *et al.* (2009), que registou (12%) em 2009. Este facto pode ser atribuído à baixa especificidade e sensibilidade de outras técnicas e estratégias para o diagnóstico da linfadenopatia, que pode ter uma taxa de falsos negativos que teria sido mais produtiva se combinada com a PCR, uma ferramenta de diagnóstico dispendiosa num país em desenvolvimento (Goel, *et al.* 2001).

Conclusão

O presente estudo sugere a seguinte conclusão:

- Os critérios morfológicos H e E utilizados para o diagnóstico de LNTB têm, em certa medida, uma baixa sensibilidade (87,5%) e não conseguem diferenciar as alterações causadas por *M. tuberculosis,* micobactérias não tuberculosas ou outras doenças granulomatosas, podendo levar a um sobrediagnóstico, especialmente em países com elevadas taxas endémicas de tuberculose.
- A coloração ZN tem uma sensibilidade muito baixa (3%) na deteção de LNTB em secções histológicas.
- A IHC é um método rápido, sensível e específico para estabelecer um diagnóstico etiológico da tuberculose em amostras histológicas.
- A IHC com anticorpos monoclonais específicos da espécie para a proteína 38 KD pode ser um complemento de diagnóstico eficaz à coloração convencional de ZN para o diagnóstico de granuloma tecidular de *tuberculose* extra-pulmonar.
- Além disso, o anti 38-KD IHC da biópsia arquivada de gânglios linfáticos com MTB provaria ser um bom adjuvante do diagnóstico morfológico.
- A imunohistoquímica tem a vantagem, em relação à PCR, de ser robusta, mais rápida e mais barata, e pode ser utilizada em países de elevada endemicidade.

Recomendação

- São necessários mais estudos para clarificar o papel da IHC na deteção de outros tipos de *tuberculose* extrapulmonar utilizando diferentes tipos de anticorpos de origem monoclonal.
- Além disso, são necessários estudos mais aprofundados para obter medidas mais precisas da relação entre os relatórios de PCR e a presença de provas histopatológicas para o diagnóstico de linfadenite tuberculosa.
- A IHC para o diagnóstico do MTB pode ser normalizada e efectuada por técnicos com formação em laboratórios de rotina.

Referências

Abbara A e Davidson RN, (2011). Etiologia e tratamento da *tuberculose* genitourinária. *Nat Rev Urol,* **8**: 678-688.

Aljafari AS, Khalil EA, e Elsiddig KE, (2004). Diagnosis of tuberculous lymphadenitis by FNAC, microbiological methods and PCR: a comparative study, *Cytopathology,* **15**: 44-48.

Almadi MA, Ghosh S e Aljebreen AM, (2009). Diferenciar *a tuberculose* intestinal da doença de Crohn: um desafio diagnóstico. *Am J Gastroenterol,* **104**: 1003-1012.

Amann R, Krumholz L e Stahl DA, (1990). Sondagem com oligonucleótidos fluorescentes de células inteiras para estudos determinantes, filogenéticos e ambientais em microbiologia. *J. Bacteriol,* **172**: 762-770.

American Thoracic Society, (1997). Testes de diagnóstico rápido para a *tuberculose:* qual é a utilização adequada? *Am. J. Respir. Crif. Care Med,* **155**: 1804-1814.

Amita Jain, Madhu Mati Goel e Puja Budhwar, (2012). Immunocytochemistry versus nucleic acid amplification in fine needle aspirates and tissues of extrapulmonary *tuberculosis* (Imunocitoquímica versus amplificação de ácidos nucleicos em aspirados de agulha fina e tecidos de *tuberculose* extrapulmonar*). Journal of Cytology,* **29**(3): 157-164. D0I:10.4103/0970-9371.101151.

Ashok Mukherjeel, Neelam Kalra e Beena KR, (2002). Deteção imunocitoquímica do antigénio *micobacteriano* na linfadenite tuberculosa. *Ind.J.Tub,* **49**,21316

Attorri S e Dunbar S, (2000). Avaliação da morfologia para a identificação presuntiva rápida de *Mycobacterium tuberculosis* e *Mycobacterium kansasii. Journal of clinical microbiology,* **38**(4): 1426-1429.

Disponível em: http://www.unaids.org/ globalreport/global_report.htm

Baba K, Dyrhol-Riise AM, Sviland L, Langeland N, Hoosen AA, Wiker HG, Mustafa T (2008). Diagnóstico rápido e específico de pleurite tuberculosa com imunohistoquímica através da deteção do antigénio específico do complexo

Mycobacterium tuberculosis MPT64 em doentes de uma área endémica de VIH. *Appl Immunohisto Molo Morphol,* **16**(6):554-61. Doi: 10.1097/PAI.0b013e31816c3f79.

Baek CH, Kim SI, Ko YH, Chu KC, (2000). Polymerase chain reaction detection of *Mycobacterium tuberculosis* from fine-needle aspirate for the diagnosis of cervical tuberculous lymphadenitis. *Laryngoscope,* **110**:30-34.

Bancroft JD e Marilyn G, (2006). Theory and Practice of Histological Techniques, 6th ed, Edinburgh, Churchill Livingstone Publications; p 121-133.

Bandyopadhyay D, Gupta S, Banerjee S, Gupta S, Ray D, Bhattacharya S e Bhattacharya B, (2008). Estimativa da adenosina deaminase e reação em cadeia da polimerase multiplex no diagnóstico da *tuberculose* extra-pulmonar. *Int J Tuberc Lung Dis,* **12**: 1203-1208.

Barbolini G, Bisetti A, Colizzi V, Dalmiani G, Migaldi M e Vismara D, (1989). Análise imuno-histológica de antigénios micobacterianos por anticorpos monoclonais na *tuberculose* e micobacteriose. *Hum Pathol,* **20**(2):1078-83.

Bayazit Y, Bayazit N, Namiduru M (2004). Mycobacterial Cervical Lymphadenitis. *ORL J Otorhinolaryngol Relat,* **66**:275-280.

Behling CA, Bennett B, Takayama K e Hunter, RL (1993). Desenvolvimento de um modelo de trealose 6,6'- dimicolato que explica a formação de cordões por *Mycobacterium tuberculosis*. *Infect Immun*, **61**: 2296-303.

Bhansali SK, (1977). Abdominal *tuberculosis*: experience with 300 cases. *Am. J. Gastroenterol,* **67**:324-337.

Bilal JA e Elshibly EM, (2012). Etiologia e padrão clínico da linfadenopatia cervical em crianças sudanesas. *Sudan JPaediatr,* **12**(1):97-103.

Braun M, (1993). *Tuberculose* pediátrica, imunização com bacille Calmette-Guerin e síndroma de imunodeficiência adquirida. *Semin. Infect. Dis,* **4**:261-268.

Bravo FG e Gotuzzo E, (2007). *Tuberculose* cutânea. *Clin Dermatol,* **25**: 173-180.

Brennan PJ e Draper P, (1994). Ultra-estrutura de *Mycobacterium tuberculosis.* Em

Bloom BR (ed). Tuberculosis, Pathogenesis, Protection and Control. Sociedade Americana de Microbiologia, Washington DC; p 271-284.

Brodin P, Rosenkrands I, Andersen P, Cole ST, Brosch R, (1996). Proteínas ESAT-6: antigénios protectores e factores de virulência? *Clin Exp Immunol,* **103**(2): 226-232. Doi: 10.1046/j.1365-2249.1996.d01-613.

Brown-Howland EB, Danielsen SA, Nierzwicki-Bauerb SA, (1992). Desenvolvimento de um método rápido para a deteção de células bacterianas in situ utilizando sondas orientadas para o rRNA 16S. *BioTechniques,* **13**: 928-933.

Chakaravorty S, Sen MK, e Tyagi JS, (2005). Diagnóstico da *tuberculose* extra-pulmonar por esfregaço, cultura e PCR utilizando a tecnologia universal de processamento de amostras. *J Clin Microbiol,* **43**:4357-4362.

Chakravorty S e Tyagi JS, (2005). Nova metodologia polivalente para a deteção de micobactérias em amostras pulmonares e extrapulmonares através de microscopia de esfregaço, cultura e PCR. *J Clin Microbiol,* **43**: 2697-2702.

Chao SS, Loh KS, Tan KK, Chong SM, (2002). Tuberculous and non-tuberculous cervical lymphadenitis: a clinical review. *Otolaryngol Head Neck Surg,* **126**:176-179.

Chauhan A, Madiraju MV, Fol M, Lofton H, Maloney E, Reynolds R, Rajagopalan M (2006). As células *de Mycobacterium tuberculosis* que crescem em macrófagos são filamentosas e deficientes em anéis FtsZ. *J Bacteriol,* **188**: 1856-65.

Chawla K, Gupta S, Mukhopadhyay C, Rao PS & Bhat SS, (2009). PCR para M. *tuberculosis* em amostras de tecido. *J Infect Dev Ctries,* **3**: 83-87.

Chegou NN e Hoek **KG**, (2011). Ensaios para *a tuberculose*: passado, presente e futuro. *Revisão especializada da terapia anti-infecciosa,* **9**(4): 457-469.

Chen YM, Lee PY, Su WJ, Perng RP (1992). Lymph node *tuberculosis:* 7-year experience in Veterans General Hospital, Taipei, Taiwan. *Tubercle and Lung Disease,* 73(6): 368-371.

Cheng VC, Yew WW & Yuen KY (2005). Molecular diagnostics in tuberculosis

(Diagnóstico molecular da tuberculose). *Eur J Clin Microbiol Infect Dis,* **24**: 711-720.

Cherian G, (2004). Diagnóstico de etiologia tuberculosa em derrames pericárdicos. *Postgrad Med J,* **80**: 262-266.

Choudhary A, Vyas MN, Vyas NK, Chang Z, Quiocho FA, (1994). Cristalização e análise cristalográfica preliminar de raios X do antigénio imunodominante de 38-kDa de *Mycobacterium tuberculosis. Protein Sci,* **3**:2450-1

Christensen WI, (1974) Genitourinary *tuberculosis:* review of 102 cases. *Medicina,* **53**:377-390.

Cimino M, Alamo L, Salazar L, (2006). Permeabilização do envelope *micobacteriano* para estudos de citolocalização de proteínas por microscopia de imunofluorescência. *BMC Microbiol,* **6**: 35-9.

Collins FM, (1971). Relative susceptibility of acid-fast and non-acid-fast bacteria to ultraviolet light (Suscetibilidade relativa de bactérias ácido-resistentes e não ácido-resistentes à luz ultravioleta). *Appl Microbiol,* **21**: 411-3.

Collins J, Stern EJ, (2007). Chest radiology, the essentials (Radiologia do tórax, o essencial). Lippincott Williams & Wilkins. ISBN:0781763142.

Condos R, Rom WN, Liu YM, Schkuger NW, (1998). As respostas imunitárias locais estão correlacionadas com a apresentação e o resultado da *tuberculose. Am. J. Crit. Care Med,* **157**, 729- 735.

Corbett L, Raviglione M, (2005). Global burden of *tuberculosis:* Past, present, and future. In: *Tuberculosis* and the Tubercle Bacillus. Eds. Cole S.T., Eisenach KD, McMurray D.N, Jacobs WR, Jr Washington, DC: ASM Press: 3-12.

Cortez MV, Oliveira CM, Monte RL, Araujo JR, Braga BB, Reis DZ, Ferreira LC, Moraes MO e Talhari S, (2011). Linfadenite tuberculosa associada ao HIV: a importância da reação em cadeia da polimerase como ferramenta complementar para o diagnóstico da *tuberculose* - estudo de 104 pacientes. *An Bras Dermatol,* **86**: 925-931.

Cruciani M, Scarparo C, (2004). Meta-análise do BACTEC MGIT 960 e do BACTEC 460 TB, com ou sem meios sólidos, para a deteção de *micobactérias. J Clin Microbiol,* **42**(5): 2321-2325.

Cunningham AF, Spreadbury CL, (1998). Fase estacionária micobacteriana induzida por baixa tensão de oxigénio: espessamento da parede celular e localização do gene 16-kilo

Dagnachew Muluye, Belete Biadgo, Eden Woldegerima e Andebet Ambache, (2013). Prevalência de linfadenite tuberculosa no Hospital Universitário de Gondar, Noroeste da Etiópia *BMC Public Health* **13**:435-37. Doi: 10.1186/1471-2458-13-435.

Homólogo da alfa-cristalina de Dalton. *J Bacteriol,* **180**: 801-8.

Dandapat MC, Mishra BM, Dash SP, Kar PK, (1990). Peripheral lymph node *tuberculosis:* a review of 80 cases. *Br JSurg,* **77**: 911-2.

Daniel TM, (2006). A história da *tuberculose. Respir Med,* **100**(11): 1862-70.

DeLong EF, Wickham GS, Pace NR, (1989). Phylogenetic stains: ribosomal RNA-based probes for the identification of single microbial cells. *Science,* **243**:1360-1363.

Derese Y, Hailu E, Assefa T, Bekele Y, Mihret A, Aseffa A, Hussien J, Ali I, (2012). Comparação de PCR com cultura padrão de amostras de aspiração por agulha fina no diagnóstico de linfadenite tuberculosa. *J Infect Dev Ctries,* **6**: 53-57.

Deretic V, **Singh S**, **Master** S, Harris J, Roberts E, Kyei G, Davis A, de Haro S, Naylor J, Lee HH, Vergne I. (2006). Inibição da biogénese dos fagolisossomas e da autofagia *pelo Mycobacterium tuberculosis* como mecanismo de defesa do hospedeiro. *Cell. Microbiol,* **8**: 719-727.

Dimoliatis ID e Liaskos CA, (2008). Seis testes cutâneos de tuberculina Mantoux com 1, 2, 5, 10, 20 e 50 unidades num homem saudável sem efeitos secundários: A reação cutânea é uma função linear da dose de tuberculina? *Cases Journal,* **1**: 115-118.

Draper P & Daffe M, (2005). The cell envelope of *Mycobacterium tuberculosis* with special reference to the capsule and outer permeability barrier. Em *Tuberculosis* and the Tubercle bacillus. Sociedade Americana de Microbiologia, Washington DC: 261-73.

Drobniewski FA, More PG, Harris GS, (2000). Diferenciação do complexo *Mycobacterium tuberculosis* e de culturas líquidas *de micobactérias* não tuberculosas utilizando sondas de hibridação in situ de ácido nucleico-fluorescência de péptidos. *J Clin Microbiol,* **38**: 444-447.

Dunlap NE, Harris WH, Benjamin JR, Harden J, e Hafner D, (1995). Contaminação laboratorial de culturas de *M. tuberculosis. Am. J. Respir. Cru. Care Med,* **152**:17021704.

Edwards, Acquaviva **LB,** Livesay, FW, (1969). An atlas of sensitivity to tuberculin, PPD-B, and histoplasmin in the United States (Um atlas da sensibilidade à tuberculina, PPD-B e histoplasmina nos Estados Unidos). *Am. Rev. Respir. Dis,* **99**:1-132.

Ellison E, Lapuerta P, Martin SE, (1999). Diagnóstico de linfadenite micobacteriana por aspiração com agulha fina. Sensibilidade e valor preditivo nos Estados Unidos. *Ata Cytol,* **43**:153-157.

Eruslanov EB, Lyadova IV, Kondratieva TK, Majorov KB, Scheglov IV, Orlova MO, Apt AS (2005). Neutrophil responses to *Mycobacterium tuberculosis* infection in genetically susceptible and resistant mice. *Infect. Immun,* **73**: 1744-1753.

Fatmi TI e Jamal QA, (2002). Estudo morfológico da linfadenite granulomatosa crónica com a ajuda de colorações especiais. *Jornal de Ciências Médicas do Paquistão,* **18**(1): 48-51.

Fenhalls G, (2002). A deteção in situ de transcrições *de Mycobacterium tuberculosis* em granulomas pulmonares humanos revela uma expressão genética diferencial em lesões necróticas. *Infect. Immun,* **70**: 6330-6338.

Fietta A, **Meloni F**, **Cascina** A, Morosini M, Marena C, Troupioti P, Mangiarotti P, Casali L. (2003). Comparação entre um ensaio de interferão-gama no sangue total e o teste cutâneo da tuberculina em doentes com tuberculose ativa e indivíduos com risco elevado ou reduzido de infeção por *Mycobacterium tuberculosis*. *Am J Infect Control,* **31**(6):347-53.

Fine PE, Bruce J, Ponnighaus JM, Nkhosa P, Harawa A, Vynnycky E (1999). Tuberculin sensitivity: conversions and reversions in a rural African population (Sensibilidade à tuberculina: conversões e reversões numa população rural africana*).* *Int J Tuberc Lung Dis,* **3**(11): 962-75.

Finfer MA, Burstein DE, (1991). Diagnóstico da biopsia aspirativa por agulha fina da linfadenite tuberculosa em doentes com e sem a síndrome da imunodeficiência adquirida. *Ata Cytologica,* **35**(3): 325-332.

Fiorentini S, Luganini A, Dell'Oste V, Lorusso B, Cervi E, Caccuri F, Bonardelli S, Landolfo S, Caruso A, Gribaudo G (2011). O citomegalovírus humano infecta produtivamente as células endoteliais linfáticas e induz um secretoma que promove a angiogénese e a linfangiogénese através da interleucina-6 e do fator de colonização de granulócitos e macrófagos. *J Gen Virol,* **92**:650-60.

Fontanilla Jose-Mario, Arti Barnes, e Fordham von Reyn, (2011). Diagnóstico atual e gestão da linfadenite tuberculosa periférica. *Doenças Infecciosas Clínicas,* **53**(6):555-562. DOI: 10.1093/cid/cir454

Fortin A, Abel L, Casanova JL, Gros P, (2007). Genética do hospedeiro de doenças micobacterianas em ratos e homens: Forward genetic studies of BCG-osis and *tuberculosis. Ann. Rev. Genomics Hum. Genet,* **8**: 163-192.

Fratti RA, Via LE, McFalone M, Pagan-Ramos E, Deretic D, Deretic V (1998). Efeitos das citocinas na maturação dos fagossomas micobacterianos. *J. Cell Sci,* **111**: 897-905.

Frieden TR, Sterling TR, Munsiff SS, Watt CJ, Dye C (2003). Tuberculosis. *Lancet,* **362**: 887-899.

Fukusima Y, Shiobara K, Shiobara T, Tetawaki M, Arizal M, Fukushima F, (2011). Doentes a quem foi diagnosticada *tuberculose* ativa após admissão num hospital universitário japonês de 2005 a 2007. *J Infect Chemother,* **17**: 652-657.

Fuller CL, Flynn JL, Reinhart TA, (2003). In situ study of abundant expression of proinflammatory chemokines and cytokines in pulmonary granulomas that develop in cynomolgus macaques experimentally infected with *Mycobacterium tuberculosis. Infect. Immun,* **71**: 7023-7034.

Galimi R, (2011). *Tuberculose* extrapulmonar*:* nova meningite tuberculosa desenvolvimentos. *Eur Rev Med Pharmacol Sci,* **15**: 365-386.

Gan HT, Chen YQ, Ouyang Q, Bu H & Yang XY, (2002). Diferenciação entre *tuberculose* intestinal e doença de Crohn em amostras de biopsia endoscópica por reação em cadeia da polimerase. *Am J Gastroenterol,* **97**: 1446-1451.

Garcia EG, Gracida OC, Carrillo-Montes G e Gonzalez-Bonilla C, (2009). Utilidade clínica da reação em cadeia da polimerase aninhada no diagnóstico da *tuberculose* extrapulmonar. *SaludPublica Mex,* **51**: 240-245.

Garton NJ, Christensen H, Minnikin DE, Adegbola RA, (2002). Inclusões lipofílicas intracelulares de *micobactérias* in vitro e na expetoração. *Microbiology,* **148**: 2951-8.

Geijtenbeek TB, Vliet SJ, Koppel EA (2003). *Mycobacteria* target DC-SIGN to suppress dendritic cell function. *J. Exp. Med,* **197**: 7-17.

Geldmacher H, Taube C, Kroeger C, Magnussen H, (2002). Avaliação da *tuberculose* linfonodal no norte da Alemanha: uma revisão clínica. *Chest,* **121**: 1177-1182.

Ghada S Sharaf Eldin, Imad Fadl-Elmula, Mohammed S Ali1, Ahmed B Ali, (2011). Tuberculose no Sudão: um estudo do genótipo da estirpe *Mycobacterium tuberculosis* e da suscetibilidade aos medicamentos *anti-tuberculose*. *BMC Infectious Diseases,* **11**:219.

Giovannoni SJ, DeLong E, Olsen GJ, (1988). Sondas de oligodesoxinucleótidos específicas de grupos filogenéticos para identificação de células microbianas individuais. *J. Bacteriol,* **170**:720-726.

Goel M M, Ranjan V, Dhole T N, (2001). Polymerase chain reaction vs. conventional diagnosis in fine needle aspirate of tuberculous lymph node. *Ata Cytol,* **45**:333-40.

Goel MM e Budhwar P, (2007). Localização imunohistoquímica do antigénio do complexo *mycobacterium tuberculosis* com anticorpo para o antigénio de 38 kDa versus coloração de Ziehl Neelsen em granulomas tecidulares de *tuberculose* extrapulmonar. *Indian J Tuberc,* **54**(l):24-9.

Goel MM e Budhwar P, (2008). Localização imunocitoquímica específica da espécie do complexo *Mycobacterium tuberculosis* em aspirados de agulha fina de linfadenite tuberculosa utilizando anticorpo para o antigénio proteico imunodominante de 38 kDa. *Ata Cytol,* **52**:424-33.

Goel MM, Budhwar P, Jain A, (2012). Imunocitoquímica versus amplificação de ácido nucleico em aspirados de agulha fina e tecidos de *tuberculose* extrapulmonar. *J Cytol,* **29**:157-64.

Golden MP e Vikram HR, (2005). Extrapulmonary *tuberculosis:* an overview. *Am Fam Physician,* **72**: 1761-1768.

Graham AR, (1983). Auto-fluorescência fúngica com iluminação ultravioleta. *Am. J. Clin. Pathol,* **79**: 231-234.

Grzybowski S, Fishault H, Rowe J, Brown A, (1991). *Tuberculose* entre pacientes com várias anomalias radiológicas seguidas pelo serviço de clínica torácica. *Am. Rev. Respir. Dis,* **104**:605-608.

Gutierrez CM, Garcia M, (1993). Comparação entre a coloração de Ziehl-Neelsen e a imunohistoquímica para a deteção de *Mycobacterium bovis* em lesões de tuberculose bovina e caprina. *J Comp Pathol,* **109**: 361-370.

Gutman L, (1977). Extrapulmonary *tuberculosis*. *Semin. Pediatr. Infect. Dis,* **4**:250-260.

Haines DM, Chelack BJ, (1991). Technical considerations for developing enzyme immunohistochemical staining procedures on formalin-fixed paraffin-embedded tissues for diagnostic pathology. *J Vet Diagn Invest,* **3**(1):101-112.

Hajime Fukunaga, Tomoyuki Murakami, Toshikazu Gondo, Kazuo Sugi, (2002).

Sensibilidade da coloração ácido-rápida para *Mycobacterium tuberculosis* em tecidos fixados em formalina. *Am JRespir Crit Care Med,* **166**: 994-997. DOI: 10.1164/rccm.2111028.

Haldar S, Bose M, Chakrabarti P, Daginawala HF, Harinath BC, Kashyap RS, Kulkarni S, Majumdar A, Prasad HK, Rodrigues C, Srivastava R, Taori GM,Varma-Basil M, Tyagi JS (2011). Melhoria do diagnóstico laboratorial da tuberculose - a experiência indiana. *Tuberculosis,* **91**: 414-426.

Hampshire T, Soneji S, Bacon J, James BW, Hinds J, Laing K, Stabler RA, Marsh PD, Butcher PD (2004). Expressão de genes em fase estacionária de *Mycobacterium tuberculosis* após uma depleção progressiva de nutrientes: um modelo para organismos persistentes? *Tuberculosis (Edinb),* **84**: 228-38

Harshey RM, Ramakrishnan T, (1977). Taxa de crescimento da cadeia de ácido ribonucleico em *Mycobacterium tuberculosis* H37Rv. *JBacteriol* **129**: 616-22.

Havlir DV, e Barnes PF, (1999). *Tuberculose* em pacientes com infeção pelo vírus da imunodeficiência humana. *Curr. Concepfs,* **340**:367-373.

Higuchi S, Moritaka S, Dannenberg AM JR, (1981). Persistência de proteínas, hidratos de carbono e componentes de cera de bacilos da tuberculose em lesões dérmicas de BCG. *Am Rev Respir Dis,* **123**: 397- 401.

Hirunwiwatkul P, tumwasorn s, Chantranuwat C, (2002). Estudo comparativo dos testes de diagnóstico da linfadenite tuberculosa: reação em cadeia da polimerase vs histopatologia e diagnóstico clínico. *J Med Assoc thai,* **85**:320-326.

Hopewell PC, Pai M, Maher D, Uplekar M, Raviglione MC, (2006). International standards for *tuberculosis* care. *Lancet Infect Dis,* **6**:710-25.

Horsburgh, J (1996). *Tuberculose* sem tubérculos. *Tuberc. Lung Dis,* **77**:197-198.

Huber TW, Reddick RA, Kubica GP, (1970). Efeito germicida da irradiação ultravioleta em papel contaminado com *micobactérias. Appl Microbiol,* **19**: 383-4.

Huebner RE, Schein MF, Bass JB, (1993). The tuberculin skin test. *Clin Infect Dis,* **17**(6):968-75.

Hunter RL, Olsen M, Jagannath C, Ator JK, (2006). Trealose 6,6'-dimycolate e lípidos na patogénese dos granulomas caseosos da *tuberculose* em ratinhos. *Am. J. Pathol,* **168**: 1249-1261.

Hussain GA, Akram SN, Ibrahim G, (2011). Rastreio da *tuberculose* e do seu padrão histológico em doentes com gânglios linfáticos aumentados. *Pathology Research International,* Volume doi: 10.4061/2011/417635, Artigo ID 417635.

Ihama **Y**, Hokama A, Hibiya K, Kishimoto K, Nakamoto M, Hirata T, Kinjo N, Cash HL, Higa F, Tateyama M, Kinjo F, Fujita J (2012). Imunocitoquímica versus amplificação de ácido nucleico em aspirados de agulha fina e tecidos de *tuberculose* extrapulmonar. *J Cytol,* **29**(3):157-64. Doi: 10.4103/0970-9371.101151.

Im Jg, Kim JH, Han MC, Kim CW, (1990). Tomografia computorizada de fístula esófago-mediastínica em linfadenite mediastínica tuberculosa. *J Comput Assist tomogr,* **14**:89-92.

Indrigo J, Hunter RL Jr, Ator JK, (2002). Influência do 6,6'-dimicolato de trealose durante a infeção *micobacteriana* de macrófagos da medula óssea. *Microbiologia,* **148**: 1991-8.

Secretariado Internacional do Trabalho, (2010). Relatório sobre a Segurança Social Mundial 2010/11: Providing Coverage in Times of Crisis and Beyond. Genebra, Organização Internacional do Trabalho. Disponível em: http://www.ilo.org/global/publications/ilo- bookstore/order-online/books/WCMS_146566/lang--en/index.htm

Jacob JT, Nguyen TM e Ray SM, (2008). *Tuberculose* genital masculina. *Lancet Infect Dis,* **8**: 335-342.

Jambhekar NA, Kulkarni SP, Madur BP, Agarwal S & Rajan MG, (2006). Aplicação da reação em cadeia da polimerase em tecido fixado em formalina e incluído em parafina no reconhecimento da osteomielite tuberculosa. *J Bone Joint Surg Br,* **88**: 1097-1101.

Jensen PA, Lambert LA, lademarco MF, Ridzon R, (2005). Centros de Controlo e

Prevenção de Doenças. Diretrizes para a prevenção da transmissão de *Mycobacterium tuberculosis* em ambientes de cuidados de saúde. *MMWR Recomm Rep,* **54**(17): 1-141.

Jha BC, Dass A, Nagarkar NM, Gupta R, singhal S, (2001). Cervical tuberculous lymphadenopathy: changing clinical pattern and concepts in management. *Postgrad Med J,* **77**:185-187.

Jin XJ, Kim JM, Kim HK, Kim L, (2010). Histopatologia e análise do kit TB-PCR na diferenciação do diagnóstico de *tuberculose* intestinal e doença de Crohn. *World J Gastroenterol,* **16**: 2496-2503.

Jin XJ, Kim JM, Kim HK, Kim L, Choi SJ, Park IS, Han JY, Chu YC, Song JY, Kwon KS, Kim EJ (2010). Histopatologia e análise do kit *TB* PCR na diferenciação do diagnóstico de *tuberculose* intestinal e doença de Crohn. *World J Gastroenterol,* **16**: 2496-2503.

John H, Birnstiel M, JonesK, (1969). RNA: Híbridos de ADN a nível citogenético. *Nature,* **223**: 582-587.

Jong BC, Antonio M, Gagneux S, (2010). Mycobacterium africanum-revisão de uma importante causa de tuberculose humana na África Ocidental. *PLoSNegl Trop Dis,* **4**:e744.

Julian E, Roldan M, (2010). Os cordões microscópicos, uma caraterística relacionada com a virulência do *Mycobacterium tuberculosis,* também estão presentes em *micobactérias* não patogénicas. *J Bacterial,* **192**(7): 1751-1760.

Jurtshuk RJ, Blick M, Bresser J, (1992). Técnica de hibridação rápida in situ utilizando segmentos 16S rRNA para detetar e diferenciar os organismos gram-positivos Bacillus polymyxa e Bacillus macerans, intimamente relacionados. *Appl. Environ. Microbiol,* **58**: 2571-2578.

Kakkar S, Kapila K, Singh MK, Verma K, (2000). Tuberculose da mama. *Ata Cytol,* **44**(3)**:**292-296.

Katoch VM, (2004). Newer diagnostic techniques for tuberculosis. *Indian J Med Res,*

120: 418-428.

Kent DC, (1967). Tuberculous lymphadenitis: not a localized disease process. *Am J Med sci,* **254**:866-874.

Kheiry J e Ahmed ME, (1992). Linfadenopatia cervical em Cartum. *Am J Trop MedHyg,* **95**:416-9.

Kidane D, Olobo JO, Habte A, Negesse Y, Aseffa A, Abate G, Yassin MA, Bereda K, Harboe M (2002). Identificação do organismo causador da linfadenite tuberculosa na Etiópia por PCR. *J Clin Microbiol,* **40**: 4230-4234.

Kim TH, (1979). Preservação de micobactérias a -70 graus C: sobrevivência de suspensões não congeladas em trânsito. *Tuberculose,* **60**: 37-43

Kim YJ, sung KJ, Kim MS, Hong IS, (1993). Manifestações tomográficas da linfadenite tuberculosa cervical. *J Otolaryngol,* **22**:321-325.

Kishore V, Aparna S, Prasad C, Srinivas A, Triveni B, Gokhale S, Krishna KV, (2008). *Mycobacterial* culture of fine needle aspirate - A useful tool in diagnosing tuberculous lymphadenitis. *Indian J Med Microbiol,* **26**: 259-261.

Kohli R, Punia RS, Kaushik R, Kundu R, Mohan H, (2015). Valor relativo da imunohistoquímica na deteção de antigénio *micobacteriano* em casos suspeitos de tuberculose em secções de tecido. *Indian J Pathol Microbiol,* **2057**:574-8.

Kremer L, Besra.G. A, (2005). Conto ceroso, por *Mycobacterium tuberculosis.* In *Tuberculosis* and the Tubercle bacillus. ASM Press, Washington DC: 287-305.

Kumar N, Tiwari M C, e Verma K, (1998). Coloração de AFB no citodiagnóstico da *tuberculose* sem caraterísticas clássicas: comparação dos métodos de Ziehl-Neelsen e fluorescente. *Cytopathology,* **9**(3): 208-214.

Kutzner H, Argenyi ZB, Requena L, Rutten A, Hugel H, (1998). Uma nova aplicação do anticorpo BCG para o rastreio rápido de vários microrganismos teciduIares. *J Am Acad Dermatol,* **38**(1): 56-60.

Lake AM e Oski FA, (1978). Linfadenopatia periférica na infância. Dez anos de experiência com biopsia excisional. *American Journal of Diseases of Children,*

132(4): 357-359.

Lange C e Mori T, (2010). Avanços no diagnóstico da tuberculose. *Respirologia,* **15**: 220-240.

Lay G, Poquet Y, Salek-Peyron P, Puissegur MP, Botanch C, Bon H, Levillain F, Duteyrat JL, Emile JF, Altare F (2007). As células gigantes de Langhans dos granulomas humanos *induzidos por M. tuberculosis* não podem mediar a absorção de micobactérias. *J. Pathol,* ***211****:* 7685.

Lee Ji Yeon, (2015). Diagnóstico e Tratamento da *Tuberculose* Extrapulmonar. *Tuberc RespirDis,* **78**(2): 47-55. Doi: 10.4046/trd.2015.78.2.47

Lee N, Nielsen PH, AndreasenKH, (1999). Combinação de hibridação in situ fluorescente e microautoradiografia - uma nova ferramenta para análises de estrutura-função em ecologia microbiana. *Appl. Environ. Microbiol,* **65**:1289-1297.

Lefmann M, Schweickert B, Buchholz P, Gobel UB, Ulrichs T, Seiler P, Moter A, (2006). Avaliação da hibridação in situ por fluorescência de ácidos nucleicos de péptidos para a identificação de *micobactérias* clinicamente relevantes em amostras clínicas e secções de tecido. *J Clin Microbiol,* **44**: 760-3767.

Lehtola MJ, Torvinen E, Miettinen LT, Keevil CW, (2006). Hibridação in situ por fluorescência utilizando sondas de ácidos nucleicos peptídicos para a deteção rápida de *Mycobacterium avium* subsp avium e *Mycobacterium avium* subsp paratuberculosis em biofilmes de água potável. *Appl Environ Microbiol,* **72**: 848-853.

Levidiotou S, Vrioni G, (2003). Four-year experience of use of the Cobas Amplicor system for rapid detection of *Mycobacterium tuberculosis* complex in respiratory and non-respiratory specimens in Greece (Experiência de quatro anos de utilização do sistema Cobas Amplicor para a deteção rápida do complexo *Mycobacterium tuberculosis* em amostras respiratórias e não respiratórias na Grécia). *Eur J Clin Microbiol Infect Dis,* **22**(6): 349-356.

Lima DM, Colares JK e Fonseca BA, (2003). O uso combinado da reação em cadeia da polimerase e da deteção da atividade da adenosina deaminase no líquido pleural melhora a taxa de diagnóstico da *tuberculose* pleural. *Chest,* **124**: 909-914.

Linasmita P, Srisangkaew S, Wongsuk T, Bhongmakapat T, Watcharananan SP (2012) Avaliação da reação em cadeia da polimerase em tempo real para a deteção do gene do ARN ribossómico 16S do *Mycobacterium tuberculosis* e o diagnóstico de linfadenite tuberculosa cervical num país com uma elevada incidência de tuberculose. *Clin Infect Dis,* **55**:31321.

Liu KT, Su WJ e Perng RP, (2007). Utilidade clínica da reação em cadeia da polimerase para o diagnóstico de *tuberculose* pleural com baciloscopia negativa. *J Chin Med Assoc,* **70**: 148-151.

Liu PI, Gregor DH, (1973). Comparação de três meios de cultura para isolamento de *Mycobacterium tuberculosis:* um estudo de 6 anos. *Appl Microbiol,* **26**(6): 880-883.

Lonnroth, Raviglione, (2008). Epidemiologia global da tuberculose: perspectivas de controlo. *Semin Respir Crit Care Med,* **29**(5):481-91. doi: 10.1055/s-0028-1085700.

Madhu Mati Goel, Puja Budhwar e Amita Jain, (2012). Immunocytochemistry versus nucleic acid amplification in fine needle aspirates and tissues of extrapulmonary *tuberculosis* (Imunocitoquímica versus amplificação de ácidos nucleicos em aspirados de agulha fina e tecidos de *tuberculose* extrapulmonar). J Cytol, **29**(3): 157-164.

Mahapatra S, Basu J, Brennan P (2005). Structure, biosynthesis, and genetics of the Mycolic Acid-Arabinogalactan-Peptidoglycan complex. Em *Tuberculosis* and the Tubercle bacillus. ASM Press, Washington DC: 275-285.

Mailaender C, Reiling N, Engelhardt H, Bossmann S, Ehlers S, Niederweis M, (2004). A porina MspA promove o crescimento e aumenta a suscetibilidade aos antibióticos tanto do *Mycobacterium bovis* BCG como do MTB. *Microbiologia,* **150**: 853-64.

Majeed MM, Bukhari MH, (2011). Avaliação da inflamação granulomatosa na citologia aspirativa com agulha fina utilizando colorações especiais. *Patholog Res Int,* **2011**:851524. Doi: 10.4061/2011/851524. Epub 2011 Jun 30.

Makinoshima H, Glickman M, (2005). Regulação da composição e virulência do envelope celular de *Mycobacterium tuberculosis* por proteólise intramembranar. *Nature,* **436**: 406409.

Manju R Purohit, Mustafa T, Wiker HG, Morkve O, Sviland L (2007). Diagnóstico imuno-histoquímico da tuberculose abdominal e dos nódulos linfáticos através da deteção do antigénio específico do complexo *Mycobacterium tuberculosis* MPT64. *Diagnostic Pathology,* **36**(2): 1746-1596.

Margo CE, Bombardier T, (1985). O valor diagnóstico da auto-fluorescência fúngica. *Surv. Ophthalmol,* **29**:374-376.

Martins LC, Paschoal IA, Von Nowakonski A, Silva SA, Costa FF & Ward LS, (2000). Nested-PCR utilizando o fragmento MPB64 melhora o diagnóstico da *tuberculose* pleural e meníngea. *Rev Soc Bras Med Trop,* **33**: 253-257.

Mazurek GH, Jereb J, Vernon A, LoBue P, Goldberg S, Castro K, (2010). Orientações actualizadas para a utilização de ensaios de libertação de interferão-gama para detetar a infeção por *Mycobacterium tuberculosis* - Estados Unidos, *MMWR Recomm Rep,* **59**(RR-5): 1-25.

Menzies D, Madhukar P, e George C, (2007). Meta-análise: New Tests for the Diagnosis of Latent *Tuberculosis* Infection: Areas of Uncertainty and Recommendations for Research. *Ann Intern Med,* **146**(5):340-354. Doi:10.7326/0003- 4819-146-5-200703060-00006.

Migliori GB, Loddenkemper R, Blasi F, Raviglione MC, (2007). 125 anos após a descoberta do bacilo da tuberculose por Robert Koch: A nova ameaça da XDR-TB. Será a "ciência" suficiente para combater a epidemia? *Eur. Respir, J.* **29**:423-427.

Mohamad S, Ibrahim P, Sadikun A, (2004). Suscetibilidade do *Mycobacterium tuberculosis* à isoniazida e ao seu derivado, 1-isonicotinil-2-nonanoil hidrazina: investigação a nível celular. *Tuberculose,* **84**: 56-62.

Mohapatra PR e Janmeja AK, (2009). Tuberculous lymphadenitis. *J Assoc Physicians India,* **57**: 585-90.

Monici M, Pratesi R, Bernabei PA, Caporale R, Ferrini PR, Croce AC, Balzarini P, Bottiroli G (1995). Fluorescência natural dos glóbulos brancos: estudo espetroscópico e de imagem. *J. Photochem. Photobiol,* **B 30**: 29-37.

Mori T, Sakatani M, Yamagishi F, Takashima T, Kawabe Y, Nagao K, Shigeto E, Harada N, Mitarai S, Okada M, Suzuki K, Inoue Y, Tsuyuguchi K, Sasaki Y, Mazurek GH, Tsuyuguchi I (2004). Deteção específica da infeção por *tuberculose*: um ensaio baseado no interferongamma utilizando novos antigénios. *Am J Respir Crit Care Med,* **170**(1):59 -64.

Morten H e Harald G, (1992). A proteína 38-kDa de *Mycobacterium tuberculosis. The Journal of Infectious Diseases,* **166**(4):874-884.

Mostowy S, Inwald J, Gordon S, Martin C, Warren R, Kremer K, Cousins D, Behr MA (2005) Revisiting the evolution of *Mycobacterium bovis. JBacteriol,* **187**: 6386-95.

Moter A, Hoenig C, Choi BK, Riep B, Gobel UB (1998). Epidemiologia molecular dos treponemas orais associados à doença periodontal. *J. Clin. Microbiol,* **36**:1399-1403.

Moussa OM, Eraky I, El-Far MA, Osman HG & Ghoneim MA, (2000). Diagnóstico rápido da *tuberculose* genitourinária por reação em cadeia da polimerase e hibridação de ADN não radioativo. *J Urol,* **164**: 584-588.

Mukherjee A, Kalra N, Beena KR, (2002). Immunohistochemical detection of *mycobacterial* antigen in tuberculous lymphadenitis. *Indian J Tuberc,* **49**: 213-216.

Mustafa T, Wiker HG, MfinangaSG, Morkve O, Sviland L (2006). Imunohistoquímica utilizando um anticorpo específico do complexo *Mycobacterium tuberculosis* para um melhor diagnóstico da linfadenite tuberculosa. *Mod Pathol,* **19**:160614.

Nadel DM, Bilaniuk L, Handler SD, (1996). Imagiologia de massas cervicais granulomatosas em crianças. *Int JPediatr Otorhinolaryngol,* **37**:151-162.

Naidich DP, Srichai MB, Krinsky GA, (2007). Tomografia computorizada e ressonância magnética do tórax. Lippincott Williams & Wilkins. ISBN:0781757657.

Naser SA, Shafran I, Schwartz D, El-Zaatari F, Biggerstaff J, (2002). Identificação in situ de *micobactérias* em tecidos de doentes com doença de Crohn utilizando microscopia laser de varrimento confocal. *Mol Cell Probes,* **16**: 41-48.

Nathan C, (2006). Neutrófilos e imunidade: Challenges and opportunities. *Nature Rev. Immnol,* **6**: 172-182.

Neyrolles O, Hernandez-Pando R, Pietri-Rouxel F, Fornes P, Tailleux L, Barrios Payan JA, Pivert E, Bordat Y, Aguilar D, Prevost MC, Petit C, Gicquel B (2006). Será o tecido adiposo um local de persistência *do Mycobacterium tuberculosis*? *PLoS ONE,* **1**: 43-48.

Niederweis M, (2003). Mycobacterial porins-new channel proteins in unique outer membranes. *Mol Microbiol,* **49**: 1167-77.

Niemann S, Kubica T, Bange FC, Adjei O, Browne EN, Chinbuah MA, Diel R, Gyapong J, Horstmann RD, Joloba ML, Meyer CG, Mugerwa RD, Okwera A, Osei I, Owusu-Darbo E, Schwander SK, Rusch-Gerdes S (2004). A espécie *Mycobacterium africanum* à luz de novos marcadores moleculares. *J Clin Microbiol,* **42**: 3958-62.

Nomani K, Kazi BM, Ahmad K, Karamat KA (2007). Frequency of tuberculous cervical lymphadenitis detection at a single laboratory in Islamabad (Frequência de deteção de linfadenite cervical tuberculosa num único laboratório em Islamabad). *Journal of the College of Physicians and Surgeons-Pakistan,* **7**(7): 410-412.

Nopvichai C, Sanpavat A, Sawatdee R, Assanasen T, Wacharapluesadee S, Thorner PS, Shuangshoti S (2009). Deteção por PCR de *Mycobacterium tuberculosis* em linfadenite necrosante não granulomatosa utilizando tecido fixado em formalina e incluído em parafina: um estudo em doentes tailandeses. *J Clin Pathol,* **62**: 812-815.

North R.J, Jung YJ, (2004). Immunity to *tuberculosis. Ann. Rev. Immunol,* **22**: 599-623.

Ogusku MM, Sadahiro A, Hirata MH, Hirata RDC, Zaitz C & Salem JI, (2003). PCR no diagnóstico da *tuberculose* cutânea. *Braz J Microbiol,* **34**: 165-170.

Ohtake M, saito H, Okuno M, Yamamoto S Ohgimi T, (1996). Fístula esófago-mediastinal como complicação de linfadenite mediastinal tuberculosa. *Intern Med,*

35:984-986.

Orelle JM, Brett SJ, Ivanyi J, Coghill G, Grant A, Beck JS, (1991). Medição da distribuição tecidular da coloração de imunoperoxidase com soro policlonal anti-BCG em granulomas pulmonares de ratinhos infectados com *mycobacterium tuberculosis*. *J Pathol,* **164**: 41-45.

Osores F, Nolasco O, Verdonck K, Arevalo J, Ferrufino JC, Agapito J, Huayanay L, Gotuzzo E, Maguina C (2006). Avaliação clínica de um teste de reação em cadeia da polimerase do ARN ribossómico 16S para o diagnóstico da tuberculose nos gânglios linfáticos. *Clin Infect Dis,* **43**: 855-859.

Ove F Thoresen, Knut Falk, Oystein Evensen, (1994) Comparison of immunohistochemistry, acid-fast staining, and cultivation for detection of *Mycobacterium para-tuberculosis* in goats. *J Vet Diagn Invest,* **6**: 195-199.

Padma vathy L, Rao LL, Ramanadhan, Shakila, (2005). Antigénio *micobacteriano* em tecidos no diagnóstico da tuberculose cutânea. *Indian J Tuberc,* **52**:31-35.

Padmavathy L, Rao L e Veliath A, (2003), Utility of polymerasechain reaction as a diagnostic tool in cutaneous tuberculosis. *Indian J Dermatol Venereol Leprol,* **69**: 214-216.

Pahwa R, Hedau S, Jain S, Jain N, Arora VM, Kumar N & Das BC, (2005). Avaliação de uma possível linfadenopatia tuberculosa por PCR em comparação com métodos não moleculares. J Med Microbiol, 54: 873-878.

Palomino Juan, Leao Sylvia, Ritacco Viviana, (2007). Evolução molecular do complexo *Mycobacterium tuberculosis*, a bacteriologia clínica básica. In *Tuberculose.* 1st ed, Brasil: 100-101.

Palomino Juan, Leao Sylvia, Ritacco Viviana, (2007). Evolução molecular do complexo *Mycobacterium tuberculosis*, a bacteriologia clínica básica: Multiplicação e tempo de geração. In *Tuberculose.* 1st ed, Brasil: 105-106.

Palomino Juan, Leao Sylvia, Ritacco Viviana, (2007). Evolução molecular do complexo *Mycobacterium tuberculosis*, a bacteriologia clínica básica: Resistência a desafios físicos e químicos. In *Tuberculose.* 1st ed, Brasil:107-109.

Palomino JC, Martin F, Portaels F, (2007). Deteção rápida da resistência aos medicamentos em *Mycobacterium tuberculosis*: uma revisão dos métodos colorimétricos. *Clinical Microbiology and Infection,* **13**(8): 754-762.

Pandey V, Chawla K, Acharya K, Rao S & Rao S, (2009). O papel da reação em cadeia da polimerase no tratamento da *tuberculose* osteoarticular. *Int Orthop,* **33**: 801-805.

Papadopouli E, Michailidi E e Papadopoulou E, (2009). Linfadenopatia cervical na epidemiologia e gestão da infância. *Pediatr Hematol Oncol,* **26**(6):454-60.

Pardue ML, Gall JG, (1969). Hibridação molecular de ADN radioativo com o ADN de preparações citológicas. *Proc. Natl. Acad. Sci. USA,* **6464**: 600-604.

Paredes C, Del Campo F, Zamarron C, (1990). Tamponamento cardíaco devido a linfadenite mediastinal tuberculosa. *Tuberculose,* **71**:219-220.

Park DY, Kim JY, Choi KU, Lee JS, Lee CH, (2003). Comparação da reação em cadeia da polimerase com caraterísticas histopatológicas para o diagnóstico da *tuberculose* em amostras histológicas fixadas em formalina e incluídas em parafina. *Arch Pathol Lab Med,* **127**: 326-330.

Parrish NM, Dick JD, Bishai WD, (1998). Mechanisms of latency in *Mycobacterium tuberculosis* (Mecanismos de latência em *Mycobacterium tuberculosis*). *Trends Microbiol,* **6**: 107-112.

Perenboom RM, Richter C, Swai AB, Kitinya J, Mtoni I, Chande H, (1994). Diagnóstico da linfadenite tuberculosa numa área de infeção por VIH e instalações de diagnóstico limitadas. *Trop Geogr Med,* **46**(5)**:**288-292.

Pfyffer GE, e Palicova F, (2011). *Mycobacterium*: General Characteristics, Laboratory Detection, and Staining Procedures (Caraterísticas gerais, deteção laboratorial e procedimentos de coloração). Manual de Microbiologia Clínica, 10ª edição. J. C. Versalovic, KC; Funke G; Jorgensen JH; Landry ML; e Warnock, D.W. Washington DC, ASM Press: 472-502.

Philippe Glaziou, Charalambos Sismanidis, Katherine Floyd ee Mario Raviglione

(2015). Global Epidemiology of Tuberculosis (Epidemiologia global da tuberculose). *Cold Spring Harb Perspect Med,* **5**(2):1-17 doi: 10.1101/cshperspect.a017798

Pinkel D, Ladegent J, Collins, C, (1988). Hibridação in situ por fluorescência com bibliotecas específicas de cromossomas humanos: deteção de tri-somia 21 e translocações do cromossoma 4. *Proc. Natl. Acad. Sci. USA,* **85**: 9138-9142.

Pinkel D, Straume T, Gray JW, (1986). Análise citogenética utilizando hibridação quantitativa, de alta densidade e fluorescente. *Proc. Natl. Acad. Sci. USA,* **83**: 2934-2938.

Pooja Prapanna, Ruchi Srivastava, Vinod Kumar Arora, Navjeevan Singh, Arati Bhatia, e Iqbal R. Kaur, (2014). Deteção imunocitoquímica de antigénio *micobacteriano* em tuberculose extrapulmonar *Diagn. Cytopathol,* **42**:391-395. DOI: 10.1002/dc.23049.

Prasanta RM, Ashok KJ, (2009). Linfadenite Tuberculosa, *JAPI,* **57**: 585-90.

Pui CH, Relling MV, Downing JR, (2004). Leucemia linfoblástica aguda. *N Engl J Med,* **350**:1535-48.

Radhakrishna S, Frieden TR, Subramani R, (2003). Association of initial tuberculin sensitivity, age and sex with the incidence of tuberculosis in south India: a 15-year follow-up. *Int J Tuberc Lung Dis,* **7**:1083-1091.

Rafi W, Venkataswamy MM, Ravi V e Chandramuki A, (2007). Diagnóstico rápido da meningite tuberculosa: uma avaliação comparativa de ensaios de PCR internos envolvendo três sequências de ADN *micobacteriano*, IS6110, MPB-64 e antigénio de 65 kDa. *J Neurol Sci,* **252**: 163-168.

Ramos-Vara JA (2005). Aspectos técnicos da imunohistoquímica. *Vet Pathol,* **42**(4):405-26.

Rebollo MJ, San Juan Garrido R, Folgueira D, Palenque E, Diaz-Pedroche C, Lumbreras C, Aguado JM (2006). Amostras de sangue e de urina como fontes úteis para a deteção direta da *tuberculose* através da reação em cadeia da polimerase.

Diagn Microbiol Infect Dis, **56**: 141-146.

Riley LW, (2006). De ratos, homens e elefantes: *Mycobacterium tuberculosis* cell envelope lipids and pathogenesis. *J Clin Invest,* 116: 1475-8.

Riley R, (1993). Transmissão e controlo ambiental da tuberculose. Em L. Reichman e E. Hershfield, editores. Tuberculosis. Marcel Deckker, Nova Iorque.

Robert L, Serafino W (2013). Manifestações clínicas da *tuberculose* pulmonar e extra-pulmonar. *South Sudan Medical Journal,* **6**(3): 52-56.

Roberto N. Miranda, Joseph D. Khoury L, Jeffrey Medeiros, (2013). Causas infecciosas de linfadenite, "Linfadenite *por Mycobacterium Tuberculosis*". In: Liang Cheng, editor. Atlas of Lymph Node Pathology. Nova Iorque: 25-28.

Roberts SD, Kohli LL, Wood KL, Wilkes DS, Knox KS, (2005). As células CD4 + CD28-T estão expandidas na sarcoidose. *Sarcoidose Vasc Diffuse Lung Dis,* **22**:13-9.

Rodriguez Nunez Juan, Avelar FJ, Marquez F, Rivas-Santiago B, Quinones C, Guerrero-Barrera AL (2012). Complexo *Mycobacterium tuberculosis* detectado por hibridação in situ fluorescente modificada em gânglios linfáticos de amostras clínicas. *J Infect Dev Ctries,* **6**(1):58-66.

Rodriguez-Morales AJ, Castaneda-Hernandez DM, (2012). Relações entre morbidade e mortalidade por *tuberculose* e o Índice de Desenvolvimento Humano (IDH) na Venezuela, 1998-2008. *Int J Infect Dis,* **16**(9): 704-705.

Rohde KH, Abramovitch RB, Russell DG, (2007). Invasão de macrófagos *por M. tuberculosis*: Linking bacterial gene expression to environmental cues. *Cell Host Microbe,* **2**: 352-364.

Roller C, Wagner M, Amann R, Ludwig W, Schleifer KH (1994). Sondagem in situ de bactérias Gram-positivas com elevado teor de ADN G1C utilizando oligonucleótidos orientados para o 23S rRNA. Microbiology, **140**:2849-2858.

Russell DG, (2001). *Mycobacterium tuberculosis:* Here today, and here tomorrow. *Nature Rev. Mol. Cell Biol,* **2**:569-577.

Russell DG, (2007). Who puts the tubercle in *tuberculosis? Nature Rev. Microbiol,* **5**: 3947.

Schepers GW, (1962).*Tuberculosis* pericarditis. *Am. J. Cardiol,* **9**:248-276. [Medline].

Schonhuber W, Zarda B, Eix S, Rippka R, Herdman M, Ludwig W, Amann R (1999). Identificação in situ de cianobactérias com sondas oligonucleotídicas marcadas com peroxidase de rábano e orientadas para o rRNA. *Appl. Environ. Microbiol,* **65**, 1259-1267.

Segal AW, (2005). Como os neutrófilos matam os micróbios. *Ann. Rev Immunol,* **23**: 197-223.

Selwyn PA, Hartel D, Lewis VA, Schoenbaum EE, Vermund SH, Klein RS, Walker AT, Friedland GH (1989). A prospective study of the risk of tuberculosis among intravenous drug users with human immunodeficiency virus infection. *N Engl J Med,* **320**:545-550

Sharma K, Sharma A, Sharma SK, Sen RK, Dhillon MS & Sharma M, (2011). Será que a reação em cadeia da polimerase multiplex aumenta a percentagem de diagnóstico na *tuberculose* osteoarticular? Uma avaliação prospetiva de 80 casos. *Int Orthop,* **36**: 255259.

Sharma M, Sethi S, Mishra AK, Chatterjee SS, Wanchu A & Nijhawan R, (2010). Eficácia de um ensaio interno de reação em cadeia da polimerase para o diagnóstico rápido de *Mycobacterium tuberculosis* em doentes com linfadenite tuberculosa: comparação com citologia aspirativa por agulha fina e técnicas convencionais. *Indian J Pathol Microbiol,* **53**: 714-717.

Sharma SK e Mohan A, (2004). Extrapulmonary tuberculosis. *Indian J Med Res,* **120**: 316-353.

Shi SR, Gu J, Taylor CR, (2000). Técnicas de recuperação de antigénios: Immunohistochemistry and Molecular Morphology. Westborough, Mass: Eaton Publishing; 2000.

ShinnickT, e Good R (1995). Práticas laboratoriais de diagnóstico de micobacteriologia.

Clin. Infect Dis, **21**:291-299.

Shirin Karimi, Shamaei M, Pourabdollah M, Sadr M, Karbasi M, Kiani A, Bahadori M (2014). Achados histopatológicos na coloração imuno-histológica da reação do tecido granulomatoso associada à *tuberculose. Hindawi Publishing Corporation Pesquisa e Tratamento da Tuberculose:* 2014, Artigo ID 858396,6 http://dx.doi.org/10.1155/2014/858396.

Shriner KA, Mathisen gE, goetz MB, (1992). Comparação da linfadenite micobacteriana entre pessoas infectadas com o vírus da imunodeficiência humana e controlos seronegativos. *Clin Infect Dis,* **15**:601-605.

Simon HB, Weinstein AJ, Pasternak MS, Swartz MN, Lunz LJ, (1977). Genitourinary *tuberculosis:* clinical features in a general hospital. *Am. J. Med,* **63**:410-420. [Medline].

Singh B, Moodley M, goga AD, Hafejee AA, (1996). Dysphagia secondary to tuberculous lymphadenitis. *Afr J cirurg,* **34**:197-199.

Smith I, (2003). *Mycobacterium tuberculosis* Pathogenesis and molecular determinants of virulence. *Clin Microbiol Rev,* 16: 463-96.

Sola C, Rastogi N, Gutierrez MC, Vincent V, Brosch R, Parsons L, (2003) Será *o Mycobacterium africanum* subtipo II (Uganda I e Uganda II) uma subespécie geneticamente bem definida do complexo *Mycobacterium tuberculosis*? *J Clin Microbiol,* **41**: 1345-6.

Soolingen van D, Hoogenboezem T, de Haas PE, Hermans PW, Koedam MA, Teppema KS, Brennan PJ, Besra GS, Portaels F, Top J, Schouls LM, van Embden (1997). Um novo taxon patogénico do complexo *Mycobacterium tuberculosis*, Canetti: caraterização de um isolado excecional de África. *Int J Syst Bacteriol,* **47**: 123645.

Sorensen AH, Torsvik VL, Torsvik T, Poulsen LK, Ahring BK (1997). Hibridação de células inteiras de Methanosarcina com duas novas sondas de oligonucleótidos. *Appl. Environ. Mi-crobiol,* **63**: 3043-3050.

Spear RN, Li S, Nordheim EV, (1999). Imagem quantitativa e análise estatística da hibridação in situ por fluorescência de Aureobasidium pullulans. *J. Microbiol. Methods,* **35**: 101-110.

Steingart K R, Henry M, (2006). Fluorescência versus microscopia convencional de esfregaço de expetoração para a *tuberculose:* uma revisão sistemática. *The Lancet Infect Dis,* **6**(9): 570 581.

Stevens DA (1995). Coccidioidomycosis. *N Engl J Med,* **332**: 1077-82.

Stewart GR, Robertson BD, Young DB (2003). *Tuberculose:* Um problema de persistência. *Nature Rev. Microbiol,* **1**: 97-105.

Sumi MG, Mathai A, Sheela R, Radhakrishnan NS, Radhakrishnan VV, Indhulekshmy R, Mundayoor S (2001). Utilidade diagnóstica da reação em cadeia da polimerase e das técnicas imunohistoquímicas para o diagnóstico laboratorial do tuberculoma intracraniano. *Clin. Neuropathol,* **20**: 176-180.

Sumi S e Radhakrishnan VV, (2009). Avaliação da imunohistoquímica com um painel de anticorpos contra antigénios micobacterianos recombinantes para o diagnóstico de linfadenite tuberculosa. *Revista Internacional de Medicina e Ciências Médicas,* **1**(5):215-219.

Sun YS, Lou SQ, Wen JM, Lv WX, Jiao CG, Yang SM & Xu HB, (2011). Valor clínico da reação em cadeia da polimerase no diagnóstico da *tuberculose* articular através da deteção do ADN do *Mycobacterium tuberculosis. Orthop Surg,* **3**: 64-71.

Supiyaphun P, Tumwasornb S, Udomsantisukb N (2010). Testes de diagnóstico para linfadenite tuberculosa: aspirações com agulha fina utilizando cultura de tecidos em tubo indicador de crescimento de micobactérias e PCR de tecidos. *Asian Biomed,* **4**: 787-792.

Tadele Agerie, Beyene D, Hussein J, Gemechu T, Birhanu A, Mustafa T, Tsegaye A, Aseffa A, Sviland L (2014). Expressão diferencial in vivo de antigénios micobacterianos em pulmões e tecidos de nódulos linfáticos infectados com Mycobacterium tuberculosis. *BMC Infectious Diseases,* **14**:585. Doi:10.1186/s12879-014-0585-1.

Tajeldin M Abdallah e Abdel Aziem A Ali, (2012). Epidemiologia da *Tuberculose* no Sudão. *Asian Pac J Trop Biomed,* **12**(2):999-1001, [PubMed].

Takahashi T, Tamura M, Asami Y, Kitamura E, Saito K, Suzuki T, Takahashi SN, Matsumoto K, Sawada S, Yokoyama E, Takasu T. (2008). Novo ensaio quantitativo de PCR em tempo real de largo alcance para o ADN do Mycobacterium tuberculosis: aplicação clínica no diagnóstico da meningite tuberculosa. *J Clin Microbiol,* **46**: 1698-1707.

Talavera W. e Miranda R, (2001). *Tuberculose* extrapulmonar. In: *Tuberculose:* Current Concepts and Treatment. Friedman LN ed. CRC Press: FLA, EUA: 125-131.

Tehmina Mustafa, Harald G Wiker, Sayoki GM Mfinanga (2006). Immunohistochemistry using a *Mycobacterium tuberculosis* complex specific antibody for improved diagnosis of tuberculous lymphadenitis," Modern Pathology, **19**: 1606-1614.

Tehmina Mustafa, Nils Anders Leversen, Lisbet Sviland (2014). A deteção imunocitoquímica do antigénio específico do complexo *Mycobacterium Tuberculosis*, MPT64, melhora o diagnóstico de linfadenite tuberculosa e pleurite tuberculosa. *BMC Infectious Diseases,* **14**:535. Doi: 10.1186/1471-2334-14-535.

Therese K L, Jayanthi U, e Madhavan H N, (2005). Aplicação da reação em cadeia da polimerase aninhada (nPCR) utilizando primers do gene MPB 64 para detetar o ADN *do Mycobacterium tuberculosis* em amostras clínicas de doentes com tuberculose extrapulmonar. *Indian J Med Res,* **122**: 165-170.

Totsch M, Bocker W, Brommelkamp E, Fille M, Kreczy A, Ofner D, Schmid KW, Dockhorn-Dworniczak B (1996). Valor diagnóstico de diferentes ensaios PCR para a deteção de ADN *micobacteriano* na linfadenopatia granulomatosa. *J Pathol,* **178**: 221-226.

Tsang CA, Anderson SM, Imholte SB, Erhart LM, Chen S, Park BJ, Christ C, Komatsu KK, Chiller T, Sunenshine RH (2010). Vigilância reforçada da coccidioidomicose,

Arizona, EUA, 2007-2008. *Emerg Infect Dis,* **16**:1738-44.

Ulrichs T, Lefmann M, Reich M, Lars M, Roth A, Brinkmann V, Kosmiadi GA, Seiler P, Aichele P, Hahn H, Krenn V, Gobel UB, Kaufmann SH (2005). A coloração imunohistológica modificada permite a deteção de organismos *de Mycobacterium tuberculosis* negativos para Ziehlneelsen e a sua localização precisa em tecidos humanos. *J Pathol,* **205**(5): 633-640.

Valway S, Sanchez M, Shinnick R, Orme I, Onorato I, (1998). Um surto que envolveu a transmissão extensiva de uma estirpe virulenta de *Mycobacterium Tuberculosis. N. Engl. J. Med,* **338**:633-639.

Van de Lest CH, Versteeg EM, Veerkamp JH, (1995). Eliminação da auto-fluorescência em microscopia de imunofluorescência com processamento digital de imagens. *J. Histochem. Cytochem,* **43**: 727-730.

Van der VP, Meijer CJ, (1997). A histopatologia dos gânglios linfáticos reactivos. *Am JSurg Pathol,* **11**:866-82.

Verettas D, Kazakos C, Tilkeridis C, Dermon A, Petrou H & Galanis V, (2003). Polymerase chain reaction for the detection of *Mycobacterium tuberculosis* in synovial fluid, tissue samples, bone marrow aspirate and peripheral blood. *Ata Orthop Belg,* **69**: 396-399.

Verma P, Jainl A, Kumar S, (2010). Avaliação da reação em cadeia da polimerase (PCR) utilizando o gene hupB no diagnóstico da *tuberculose* em aspiração por agulha fina. *Indian J Tuberc,* **57**: 128-133.

Vincent BY, William AK, e Allan HG, (2003). Blueprints Medicine, Blackwell. 3ª edição, 2003.

Voss De JJ, Rutter K, Schroeder BG, Su H, Zhu Y, Barry CE, (2000). Os sideróforos de micobactina derivados da salicilação do *Mycobacterium tuberculosis* são essenciais para o crescimento em macrófagos. *Proc Natl Acad Sci USA,* **97**: 1252-7.

Vynnycky E, Fine PE (2000). Life time risks, incubation period, and serial interval of tuberculosis (Riscos ao longo da vida, período de incubação e intervalo de série da tuberculose). *Am J Epidemiol,* **152**:247-263.

Vynnycky E, Fine PE, (1997). The natural history of tuberculosis: the implications of age-dependent risks of disease and the role of reinfection. *Epidemiol Infect,* **119**:183201.

Wayne LG, Sramed HA, (1994). O metrodinazol é bactericida para as células dormentes do *Mycobacterium tuberculosis. Antimicrob Agents Chemoter,* **38**: 2054-8.

Weiler S, Nelly P, Baruchin AM, e Oren S, (2000). Diagnóstico e tratamento da linfadenite tuberculosa cervical. *Journal of Oral and Maxillofacial Surgery,* **58**(5): 477481.

Whitlock JA, (2006). Síndrome de Down e leucemia linfoblástica aguda. *Br J Haematol,* **135**:595-602.

Wilkinson IJ, Sangster N, Ratcliff RM, Mugg PA, Davos DE, Lanser JA (1990). Problemas associados à identificação de espécies de Legionella no ambiente e isolamento de seis possíveis novas espécies. *Appl. Environ. Microbiol,* **56**:796-802.

Wilson ML, (2011). Avanços recentes na deteção laboratorial do complexo *Mycobacterium tuberculosis* e da resistência aos medicamentos. *Clin Infect Dis,* **52**:1350-5.

Woodard B H, Rosenberg S, Farnham I R, Adams DO (1982). Incidência e natureza da inflamação granulomatosa primária em material removido cirurgicamente. *American Journal of Surgical Pathology,* **6**(2): 119-129.

Organização Mundial de Saúde, (2011). Controlo global da tuberculose. Available at: http://apps.who.int/iris/bitstream/10665/44728/1/9789241564380_eng.pdf

Organização Mundial de Saúde, (2013) Global *tuberculosis* report. "Eighteeth Global annual report" disponível em: http: //www.who .int/tb/publications/global report/en/.

Organização Mundial da Saúde, (2013). Perfil de país *da tuberculose* disponível em https: //extranet.who .int/sree/Reports?op=Replet&name=%2FWHO HQ Reports%2FG2%2FPROD%2FEXT%2FTBCountryProfile&ISO2=SD&LAN=EN&outtype=ht

ml.

Organização Mundial da Saúde, (2014). Relatório global sobre *a tuberculose* 2014. Disponível em: http://www.who.int/tb/publications/global report/en/.

Organização Mundial da Saúde, (2014). *Tuberculose* Perfil do país 2014. Disponível em:http://www.who.int/tb/publications/global_report/gtbr14_annex2_country_profiles.pdf

Organização Mundial de Saúde, (2014). Folhas de factos sobre *a tuberculose* 2014. Disponível em http: //www.who. int/tb/publications/factsheets/en/.

Wright A, Van Deun A, Falzon D, Gerdes SR, Feldman K, Hoffner S, Drobniewski F, Barrera L, van Soolingen D, Boulabhal F, Paramasivan CN, Kam KM, Mitarai S, Nunn P, Raviglione M (2009). Epidemiologia da resistência aos medicamentos antituberculose 200207: uma análise actualizada do Projeto Global de Vigilância da Resistência aos Medicamentos Anti-Tuberculose. *Lancet,* **373**:1861.

Wu RI, Mark EJ, Hunt JL, (2012). Coloração para bacilos álcool-ácido resistentes em patologia cirúrgica: padrões de prática e variações. *Hum Pathol,* **43**:1845-51.

Yassin MA, Olobo JO, Kidane D, Negesse Y, Shimeles E, Tadesse A, Demissie A, Britton S, Harboe M, Aseffa A, Abate G (2003). Diagnosis of tuberculous lymphadenitis in Butajira, rural Ethiopia. *Scand J Infect Dis,* **5**:240-3

Yasushi Ihama, Akira Hokama, Hibiya K, Kishimoto K, Nakamoto M, Hirata T, Kinjo N, Cash HL, Higa F, Tateyama M, Kinjo F, Fujita J (2012). Diagnóstico da tuberculose intestinal utilizando um anticorpo monoclonal para *Mycobacterium tuberculosis. World J Gastroenterol,* **18**(47): 6974-6980, doi: 10.3748/wjg.v18.i47.6974.

Yeon JJ, Kyung Sl (2008). Pulmonary *Tuberculosis:* Imagiologia e gestão actualizadas. *Jornal Americano de Roentgenologia,* **191**: 834-844.

Zamirian M, Mokhtarian M, Motazedian MH, Monabati A & Reza Rezaian G, (2007). Pericardite constritiva: deteção de *Mycobacterium tuberculosis* em tecidos pericárdicos incluídos em parafina por reação em cadeia da polimerase. *Clin Biochem,* **40**: p

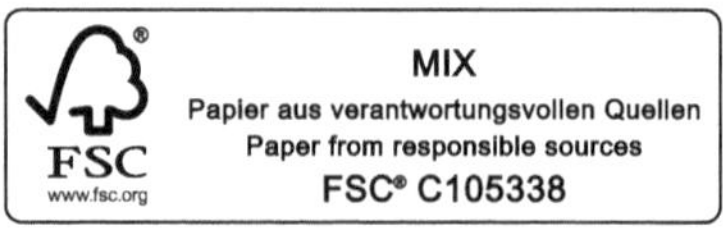

Printed by Books on Demand GmbH, Norderstedt / Germany